W0057243

Wichtiger Hinweis:

Über die Autorin:

Petra Neumayer arbeitet als freie Medizinjournalistin für die *Süddeutsche Zeitung* und als Sachbuchautorin.
Sie hat bereits zahlreiche Gesundheitsratgeber veröffentlicht und lebt mit ihrem Sohn in der Nähe von München.

Petra Neumayer

Die Heilkraft der Aloe vera

Knaur

Originalausgabe November 1998
Copyright © 1998 Droemersche Verlagsanstalt
Th. Knaur Nachf., München
Alle Rechte vorbehalten. Das Werk darf – auch teilweise –
nur mit Genehmigung des Verlages wiedergegeben werden.
Umschlagillustration: Susannah zu Knyphausen
Konzeption und Realisation: Christine Proske/
Ariadne Buchkonzeption, München
Redaktion: Diana Schaumlöffel
Satz: Ventura Publisher im Verlag
Druck und Bindung: Ebner Ulm
Printed in Germany
ISBN 3-426-76196-3
5 4 3 2 1

Inhalt

Vorwort. 9
Einleitung 13

I   Der Mythos einer Wüstenpflanze. 15

**II Wissenswertes über Art und Anbau
    der Pflanze** 18

1. Botanische Beschreibung. 19
2. Ernte und Aufbereitung. 20

III Die Heilkraft der Aloe vera 23

1. Aloe-vera-Saft ohne Aloin. 24
2. Die wichtigsten Inhaltsstoffe 24
3. Die Heileigenschaften 25
4. Die wichtigsten Heilstoffe der Aloe vera
   von A bis Z. 27

IV Wunderstoff Acemannan 30

Wirkungen von Acemannan. 30

**V Die Hauptanwendungsgebiete
der Aloe vera** 33

1. Die Haut – unser größtes Organ 33
2. Hautpflege mit Aloe vera 35
3. Aloe vera bei Hautleiden 38
4. Zur Wundheilung 42
5. Schutz und Hilfe bei Strahlenschäden 44
6. Aloe vera bei Immunschwächekrankheiten 48
7. Auch die Ernährung ist wichtig! 52
8. Entgiftung mit Aloe vera 54
9. Gesunder Darm – gesunder Mensch 59
10. Aloe vera gegen Pilzerkrankungen 65
11. Die Wirksamkeit von Aloe vera bei
Diabetes 71
12. Aloe vera für Krebspatienten 77

**VI Aloe vera als Zimmerpflanze –
der Arzt im Haus** 84

VII Die richtige Anwendung 89

1. Dosierung bei innerlicher Einnahme 89
2. Äußerliche Anwendungen 90
3. Nebenwirkungen und Risiken 90

Inhalt

Alandelon de la Patrie 7

Der gute Wolfsbarsch von Freund Edy 19

In Gedanken, Worten und Werken 31

Wie Luiz Cuiuba einmal sechs oder sieben
Urlauberinnen vernaschte 39

Vavá Paparrão gegen Vanderdique Vanderlei . 55

Die Macht des Wortes und der Kunst 65

Doktorspiele 83

Der pfeifende Teufel 93

Der heimtückische Stier 103

Der Künstler, der herkam, um mit den
jungen Mädchen zu tanzen 117

Der Heilige, der nicht an Gott glaubte 127

Der Esel Boneco und der Esel Suspiro 145

Der Magnat der Wählerstimmen 155

Der Tag vom Schweineschlachten war anders . 165

VIII Aloe vera in der Schönheitspflege 94

1. Mit Aloe vera der Hautalterung vorbeugen. . . . 95
2. Aloe-vera-Gel als natürliches Schönheitsmittel . 95
3. Individuelle Pflege für jeden Hauttyp 97
4. Fertigprodukte für Gesundheit und
   Schönheit 101
5. Rezepte für kosmetische Anwendungen 103

IX Gesundheitselixier Aloe vera:
Power-Drinks 118

X Aloe vera in anderen Heilsystemen 126

1. Aloe vera in der Homöopathie 126
2. Aloe vera als Kalifornische Bachblüte 128
3. Aloe vera in der Hildegard-Medizin 130
4. Aloe vera in der Tierheilkunde 132

XI Krankheitsregister von A bis Z 134

Nachwort 173
Herstellerverzeichnis 175
Literatur 176

Vorwort

Das Wissen um die Heilkräfte der Pflanzen ist fast so alt wie die Menschheit selbst. Pflanzen dienten dem Menschen als erstes Nahrungsmittel, und früh lernte er, die eßbaren von den giftigen Pflanzen zu unterscheiden. Schon die prähistorischen Menschen sollen die »Zauberkräfte« der Pflanzen gekannt haben. Mit ihrer Hilfe versuchten sie, die »Krankheitsdämonen« zu vertreiben. Heilpflanzen begleiteten die Menschheit in allen geschichtlichen Epochen und in allen Winkeln der Erde. Bis Mitte des letzten Jahrhunderts wurden aus Pflanzen die wichtigsten Heilmittel gewonnen. Rund 90 Prozent aller Arzneimittel waren bis dahin pflanzlichen Ursprungs. Durch die Industrialisierung in der Pharmazie und die neue Möglichkeit, einzelne Pflanzenstoffe zu isolieren und deren chemische Bestandteile synthetisch nachzubauen, sowie durch die fortschreitende Technisierung in der Medizin, verloren die Heilpflanzen langsam an Bedeutung. Heutzutage erlebt die Heilpflanzenkunde jedoch eine Renaissance: Die wissenschaftlichen Untersuchungen der einzelnen Pflanzenwirkstoffe bestätigen das Wissen unserer Vorfahren, das so wieder lebendig wird. Auch wünscht sich der Patient heute selbst wieder eine sanfte, nebenwirkungsfreie und natürlichere Medizin, die ihn als ganzen Menschen – als Körper, Seele und Geist – begreift und behandelt. Synthetisch produzierte Wirkstoffe sind oftmals nicht so heilvoll wie pflanzliche, auch wenn die chemische Formel eines synthetischen Stoffes identisch ist mit der Substanz aus dem Garten der Natur. Zum einen kann unser Körper Stoffe, die in andere biologische Substanzen eingebunden sind, meist besser verwerten. Zum anderen fehlen den chemischen Substanzen die Lichtkräfte der pflanzlichen Wirkstoffe. Diese sind es nämlich, die die Heilkraft der Pflanzen wesentlich ausmachen. Die Lichtkräfte sind Träger von feinstofflichen Informationen, die sie an jede Körperzelle weiterzugeben vermögen. Gerade die Aloe vera ist eine Pflanze, die über ein riesiges Energiepotential und starke Heilkräfte verfügt, welche sie uns Menschen in ihrem Saft als Geschenk der Natur weitergibt. Aloe vera gedeiht nur in äußerst trockenen und heißen Gebieten, zum Beispiel in der Glut der afrikanischen Sonne. In ihren Blättern kann sie große Vorräte an Wasser einspeichern, so daß sie trotz der Dürre und Hitze ihres Standorts überlebt. Die Blüte der Aloe vera ist groß und traubenartig. Es scheint, als würde sie wie ein Pfeil aus der Mitte der Pflanze emporschießen. Neben ihren rein materiellen Wirkstoffen verfügt die Aloe auch über energetische Heilkräfte, und dies trotz oder gerade wegen ihrer widrigen Lebensumstände. Diese können zur Steigerung der Lebenskraft des Menschen genutzt werden. Der berühmte deutsche Physiker Professor Dr. Fritz-Albert Popp beschäftigt sich derzeit mit der Aloe vera und den ihr innewohnenden Lichtkräften. Mittels der Biophotonen-Analyse ist es ihm möglich, die Lichtkräfte von Pflanzen in ihren verschiedenen Darreichungsformen zu messen beziehungsweise eine Aussage darüber zu treffen, wie schnell eine Pflanze Energie bereitstellen und das aufgenommene Licht wieder abgeben kann. Genaue Ergebnisse lagen bis Redaktionsschluß zwar noch nicht vor, aber die Forschungsgruppe für Biophotonik an der Universität Kaiserslautern blickt positiv in die Zukunft: »Wir sehen diese Meßreihe als ersten, vielversprechenden Beginn, die Biophotonik in der Charakterisierung der Aloe-vera-Produkte einzusetzen.«

Auf der Erde gibt es rund 750 000 Pflanzen. Davon wurden bisher nur zirka 10 Prozent pharmakologisch getestet. So können wir für die Zukunft weiterhin hoffen, daß die Wissenschaftler im unendlichen Schatz der Natur noch viele weitere wertvolle Heilpflanzen entdecken werden. Durch den Raubbau des Menschen an der Natur sind allerdings viele Arten vom Aussterben bedroht. Hoffentlich wird die moderne Medizin noch die Gelegenheit haben, den weisen Ausspruch von Paracelsus zu bestätigen: »Gegen jedes Leid ist ein Kraut gewachsen.«

Einleitung

Die Aloe wurde bereits im 10. Jahrhundert nach Europa eingeführt. Aber erst seit 1935 wird ihr wieder mehr Aufmerksamkeit geschenkt. Im Zuge der Erforschung der Atomenergie wurde eine wissenschaftliche Versuchsreihe unternommen, bei der man zu dem Schluß kam, daß radioaktive Verbrennungen der Haut sehr gut mit Aloe zu heilen sind. Seit 1970 sind in den USA feuchtigkeitsspendende Kosmetikprodukte mit Aloe-vera-Extrakten auf dem Markt. Dadurch gewann die unscheinbare Wüstenlilie auch in unseren Breitengraden wieder an Popularität.

Heutzutage zählt die Aloe zu den wertvollsten pflanzlichen Hausmitteln. Forscher entdeckten, daß die Heilpflanze eine Fülle an biologisch aktiven Inhaltsstoffen besitzt. Mittlerweile sind über 200 solcher Inhaltsstoffe analysiert worden, wie Aminosäuren, Polysaccharide, entzündungshemmende Enzyme, Hormone und natürlich eingebundene Vitamine, Mineralstoffe und Spurenelemente. Aloe vera tut nicht nur dem Menschen gut. Auch Tiere werden mit dieser Heilpflanze behandelt, und in Amerika gibt es mittlerweile sogar Aloe-vera-haltige Cremes für Katzen und Hunde! Lesen Sie in diesem Buch, was diese Pflanze alles kann und wie Sie sie für Schönheit, Wohlbefinden, zur Gesunderhaltung, Heilung und als Erste-Hilfe-Mittel einsetzen können. Auf dem Markt gibt es eine große Palette an Fertigprodukten aus Aloe vera von vielen verschiedenen Anbietern. Sie finden in diesem Buch aber auch interessante Anleitungen und Rezepte, um ihre eigenen Aloe-vera-Produkte herzustellen. Darüber hinaus erfahren Sie, wie Sie die Pflanze selbst leicht im Haus kultivieren können, damit Sie immer einen Vorrat an frischem Aloe-vera-Saft haben.

1 Der Mythos einer Wüstenpflanze

Um kaum eine andere Pflanze ranken sich so viele Sagen und Mythen wie um die Aloe vera. Tatsächlich aber zählt die Aloe zu einer der ältesten Heilpflanzen der Menschheit überhaupt. Das belegen auch die um 1700 v. Chr. datierten Tontafeln, die nahe der Stadt Nippur (Irak) gefunden wurden: Hierbei handelt es sich um eine der ältesten Aufzeichnungen von pharmazeutisch-botanischem Wissen. Ganz genau läßt sich die Geschichte der Aloe nicht zurückverfolgen. Viele Forscher behaupten, daß das Wissen um die Heilkraft der Aloe vera bereits 6000 Jahre alt sei, und daß sie schon sehr früh in China, bei den alten Ägyptern und in Indien für Heilzwecke genutzt wurde. In diesen Kulturen glaubte man sogar, daß die Aloe von den Göttern selbst als Geschenk an die Menschen auf die Erde gebracht wurde. Selbst im versunkenen Kontinent Atlantis soll die wundersame Heilpflanze schon beheimatet gewesen sein.

Wie alt das Wissen um diese Wüstenpflanze wirklich ist, läßt sich nicht mehr exakt belegen. Viele Funde und Mythen zeigen jedoch, wie sehr die Aloe im Altertum geschätzt wurde:

• Schon die alten Ägypter sollen die Aloe als bewährte Heilpflanze eingesetzt haben. So sagt man Nofretete

und Cleopatra nach, daß sie die Aloe für Schönheits-
anwendungen schätzten. Die Ägypter nannten sie sogar »Pflanze der Unsterblichkeit« und verwendeten
sie auch zum Einbalsamieren der Pharaonen.

- Auch die Indianer Nordamerikas erkannten in der
  Aloe vera eine wertvolle Heilpflanze. Sie gaben ihr
  deshalb die Namen »Feuerpflanze«, »Medizinpflanze«
  und »Zauberpflanze«.

- Ins Jahr 1552 v. Chr. verweisen die Aufzeichnungen
  des »Papyrus Ebers«. Sie sind benannt nach dem Ägyp-
  tologen Georg Ebers. Er fand diese Niederschriften
  1862 auf einem Papyrus, der sich zwischen den Knien
  einer ägyptischen Mumie befand. Das alte Schriftstück
  weist darauf hin, daß das Wissen um die Heilpflanze
  Aloe sogar bis ins Jahr 3500 v. Chr. zurückreichen soll.

- Auch das Leichentuch Jesu soll mit Aloe und Myrrhe
  getränkt worden sein. Nikodemus brachte diese Mischung aus Aloe und Myrrhe Josef von Arimathäa, der
  den Leib Jesu vom Kreuz abgenommen hatte: »Es kam
  aber auch Nikodemus – der das erstemal nachts zu ihm
  gekommen war – und brachte eine Mischung aus
  Myrrhe und Aloe, etwa hundert Pfund. Sie nahmen
  nun den Leib Jesu und banden ihn samt den Duftkräu-
  tern in Leinentücher, wie es Begräbnisbrauch ist bei
  den Juden.« (Johannes 19, 39-40)

- 78 n. Chr. weist der griechische Arzt Dioskurides in
  seinem Werk »De materia medica« auf die Heilkräfte
  der Wüstenpflanze hin.

- Im 4. Jahrhundert soll Alexander der Große davon
  überzeugt worden sein, die im Indischen Ozean gele-

gene Insel Sokotra einzunehmen, da sie über ein reiches Vorkommen an Aloe vera verfügte. Alexander wollte damit die Kriegsverletzungen seiner Soldaten behandeln lassen.

- Die ersten Illustrationen der Heilpflanze wurden im »Codex Aniciae Julianae« aus dem Jahr 512 n. Chr. gefunden.

- Marco Polo wie auch Christoph Kolumbus lernten die Heilpflanze auf ihren Entdeckungsreisen kennen und schätzen.

- Im 16. Jahrhundert widmete sich der berühmte Naturarzt Paracelsus der Aloe.

- Ende des Zweiten Weltkriegs wurde die Aloe erfolgreich zur Wundheilung eingesetzt. Die äußerlichen Verbrennungen nach der verheerenden Auswirkung der Atombombe über Hiroshima verheilten bei der Anwendung von Aloe vera schneller als durch die Behandlung mit anderen Medikamenten.

Doch was ist wahr an den alten Überlieferungen über die großartige Wirkung der unscheinbaren Wüstenlilie auf Heilprozesse, Schönheit und Wohlbefinden? Lesen Sie in den weiteren Kapiteln, um welche Art von »Zauberpflanze« es sich handelt, wie die moderne Medizin das Geheimnis der Heilpflanze lüftete und die Heilwirkung der Aloe erforscht und bestätigt.

II Wissenswertes über Art und Anbau der Pflanze

Die kakteenähnliche Aloe gehört zur Gattung der immergrünen Liliengewächse (Asphodileen). Oftmals wird sie mit der Agave verwechselt. Im Gegensatz zu dieser trägt die Aloe fast jedes Jahr ab März wunderschöne Blüten. Ihre Urheimatgebiete sind Ost- und Südafrika. Mittlerweile ist die Aloe in vielen tropischen Gegenden, vor allem aber auf den Westindischen Inseln und auch in Europa, im Mittelmeerraum, anzutreffen. Zur Gattung der Aloegewächse zählen über 200 verschiedene Arten. In Europa sind nach dem Europäischen Arzneibuch aber nur zwei Arten arzneilich zugelassen, nämlich die Aloe vera (Echte Aloe) und die Aloe ferox Miller. Letztere ist in Südafrika beheimatet und wird daher auch oft als Kap-Aloe bezeichnet. Sie ist größer im Wuchs, hat etwas stacheligere Blätter als die Aloe vera und weist eine etwas geringere Inhaltsstoffdichte an Aloin auf. Heutzutage ist die Aloe vera in Ostafrika, Südarabien, auf den Kapverdischen und den Kanarischen Inseln, in der Karibik sowie im Mittelmeerraum zu finden. Die größten Anbaugebiete für den arzneilichen Gebrauch und für die Kosmetikindustrie liegen in Texas, Florida und auf den Kanarischen Inseln.

Synonyme Bezeichnungen für die Aloe vera
Aloe vulgaris Lam.
Aloe vera L.
Aloe bardensis Miller
Aloe abyssinica Lam.
Aloe perfoliata a vera L.
Curacao Aloe
Echte Aloe

**Synonyme Bezeichnungen
für die Aloe ferox Miller**
Aloe capensis
Kap-Aloe

1. Botanische Beschreibung

Die Aloe vera hat eine bräunliche fleischige Wurzel mit vielen Wurzelfasern. Der Blütenschaft kann bis zu einen Meter lang werden und trägt eine gelbliche bis rötliche pyramidale Blütentraube. Der bis zu vier bis sieben Zentimeter dicke Stamm der Aloepflanze kann bis zu zwei Meter hoch wachsen. Aus ihm treiben rosettenförmig die blaßgrünen Blätter. Bei jungen Pflanzen wachsen sie aufrecht aus dem Stamm, später neigen sie sich bogig über. Der knorpelige Blattrand ist mit kleinen Zähnen besetzt, die Blattober- und -unterseite sind glatt. Der Querschnitt des Blattes zeigt die Unterteilung in verschiedene, kleinzellige Schichten, die auch schwache Gefäßbündel aufweisen, ähnlich wie die der menschlichen Haut. Vor den Gefäßsträngen liegt ein lockereres Gewebe, das den wertvollen, gelartigen Aloesaft enthält. In den fleischigen Blättern kann die Aloe Wasser einspeichern. Deshalb gedeiht sie auch in trockenen, heißen Gegenden gut, denn die ledrig dicken Blätter schützen sie vor dem Wasserverlust durch Verdampfen.

Wird ein Blatt vom Stamm abgeschnitten, wächst die Schnittstelle fast augenblicklich wieder zu. Und tatsächlich ist die Hautpflege, das Heilen von Hautleiden und Wunden eines der größten Anwendungsgebiete der Wüstenlilie.

2. Ernte und Aufbereitung

Die Heilstoffe, auch Offizinell genannt, sind der Saft und das Gel der Aloe, die aus den Blättern gewonnen werden. Die fleischigen Blätter, sind, wenn sie geerntet werden, in der Regel bis zu 50 Zentimeter lang und bis zu 20 Zentimeter breit und haben einen Durchmesser von etwa 5 Zentimeter. Der Aloesaft entleert sich ohne weiteres aus der Schnittfläche eines vollsaftigen Blattes. Zunächst ergießen sich die dünnwandigen Exkretzellen in unmittelbarer Umgebung der Schnittstelle. Sind diese leer, platzen die darüberliegenden Exkretzellen auf und setzten ihren Saft frei, bis sich schließlich das ganze Blatt entleert hat, ohne daß von außen etwas dazu getan werden muß. Aus einem Blatt erhält man zirka fünf bis zehn Milliliter Aloesaft. Zur Gewinnung des Saftes bedient man sich verschiedener Verfahren:

- In Kapland gräbt man zur Ernte eine kleine Grube, die mit einem Ziegenfell, das an vier Stäben befestigt ist, ausgelegt wird. Die Aloeblätter werden nun so aufgestellt, daß das Ziegenfell den Saft auffängt. Befindet sich genug Saft im Ziegenfell, hebt man dieses mittels der Stäbe aus der Grube heraus. Der wertvolle Saft wird in gußeiserne Pfannen abgefüllt und eingekocht, bis er eine transportfähige Konsistenz für den Export erhalten hat.

- Auf den Westindischen Inseln wie Aruba, Barbados, Bonaire oder Curaçao werden die abgeschnittenen Aloeblätter in Rinnen gestellt. Von hier läuft der Inhalt in ein Faß. Ohne zu gären, kann der Aloesaft monatelang gelagert werden. Ist die entsprechende Menge geerntet worden, wird der Saft in kupfernen Kesseln eingedampft. Dann kann die Essenz in kleinere Verpackungseinheiten abgeschöpft werden, wo sie nach dem Erkalten erhärtet. In dieser Form gelangt der Aloe-Extrakt in den Handel und wird zu den verschiedensten Präparaten weiterverarbeitet.

Um den Aloesaft transportfähig zu machen, kann man ihn entweder einkochen oder ihn an der Sonne eindicken lassen. Die im Handel erhältliche Ware, die durch die Sonneneinwirkung eingedickt wurde, nennt man »Hepatica-Ware«. Das Aloegel ist zu einer braunen, harten Masse erstarrt.
Der eingekochte Saft wird als »Lucida-Ware« bezeichnet. Das Aloegel ist durchscheinend dunkelbraun und erinnert ein wenig an Kandiszucker. Allerdings nicht, wenn

man den Aloesaft probiert – dieser schmeckt nämlich äußerst bitter.

- Das modernste, teuerste, aber auch schonendste Verfahren ist die Kaltextraktion. Hierbei bleiben mehr von den wertvollen Inhaltsstoffen erhalten als beim Einkochen des Saftes. Die Blätter werden zuerst gewaschen. Dann muß das Wasser abtropfen, bevor sie in einen automatischen Prozessor kommen. Die Blätter werden von keiner Hand berührt, bis der Saft in sterile Behälter abgeflossen ist. Durch eine Vakuum-Methode wird der Saft nun kalt stabilisiert, so daß die wertvollen Inhaltsstoffe nicht durch Hitzeeinwirkung verlorengehen können. Das betrifft vor allem die Hauptwirkstoffe der Aloe, die bei der inneren Einnahme das Immunsystem aktivieren: die Gruppe der Mucopolysaccharide mit ihrem Hauptwirkstoff Acemannan.
Darüber hinaus besteht auch die Möglichkeit, den Aloe-Extrakt in einem modernen Verfahren zu pulverisieren. Manche Hersteller weisen auch darauf hin, daß der Aloesaft nicht länger als vier Stunden stehen soll, bevor er durch irgendein Verfahren stabilisiert wird.

Es gibt verschiedene Methoden, um die Ausbeute des wertvollen Saftes noch zu steigern. Allerdings geht das auf Kosten der Qualität: Durch das Eintauchen der Blätter in heißes Wasser oder durch Druck versucht man die Menge des ausgesickerten Safts noch zu erhöhen, was zu einer unreineren Ware führt.

III Die Heilkraft der Aloe vera

Wie schon im Altertum wird die Aloe vera auch heutzutage noch gegen die verschiedensten Krankheiten eingesetzt. Und das ist nicht weiter verwunderlich, denn in dem wertvollen Pflanzensaft wurden bis jetzt über 200 verschiedene kostbare Lebensbausteine analysiert. Jede einzelne Substanz hat eine spezifische Wirkung auf den Körper, aber auch die Synergie, also das Zusammenspiel der verschiedensten Heilstoffe, wirkt noch einmal in besonderer Weise heilend. Das erklärt die unglaublich große Bandbreite der Erkrankungen, bei denen der Aloe-vera-Extrakt hilfreich eingesetzt werden kann.

In früheren Zeiten wurde die Aloe vera hauptsächlich bei Hautleiden verwendet. Denn viele ihrer wertvollen Inhaltsstoffe, wie die Mucopolysaccharide, darunter das Acemannan, die eine positive Wirkung auf unser Immunsystem haben, können erst jetzt durch die neuen technischen Errungenschaften der modernen Kaltextraktionsverfahren gewonnen werden. Da es nun möglich ist, diese Inhaltsstoffe im Saft der Aloe vera zu bewahren, ist die Wüstenlilie erneut in den Blickpunkt der Wissenschaft gerückt und wird weltweit auf ihre Wirkungsweise untersucht.

1. Aloe-vera-Saft ohne Aloin

Das in den Aloeblättern enthaltene Aloin wirkt abführend, weswegen der Aloesaft auch bei chronischer Verstopfung angewendet wird. Der zwischen den Exkretzellen und dem Blattgrün sitzende Stoff verursacht die meist als unangenehm empfundene abführende Nebenwirkung von Aloe-vera-Präparaten.

Seit einigen Jahren gibt es viele Anbieter, die in einem schonenden Verfahren das Aloin aus dem Saft filtern. Wenn Sie die abführende Wirkung nicht wünschen, erkundigen Sie sich am besten vor dem Kauf von Aloe-vera-Produkten, ob das Aloin herausgefiltert wurde.

Im folgenden ist immer der Pflanzenextrakt gemeint, der in schonenden Kaltextraktionverfahren gewonnen und bei dem das Aloin herausgefiltert wurde.

2. Die wichtigsten Inhaltsstoffe

Reines Aloe-vera-Gel besteht zu zirka 99,4 Prozent aus Wasser. In den restlichen 0,6 Prozent befinden sich die wertvollen Heilstoffe. Je nach Anbaugebiet, Niederschlagsmenge, Boden und Erntezeiten können die einzelnen Substanzen in ihrem Gehalt variieren. Die wichtigsten Inhaltsstoffe unterteilt man in folgende Hauptgruppen:

60 Prozent Pflanzenschleim aus Kohlenhydraten (Zukker) und 40 Prozent weitere feste Stoffe wie Säuren, Salze, Enzyme, Vitamine und Mineralstoffe.

Und das sind die Hauptinhaltsstoffe der Aloe vera im einzelnen:

- 13 Vitamine: z. B. A, C, B_1, B_2, B_3, B_6, B_{12}, Pantothensäure, Folsäure, Biotin
- 15 verschiedene Enzyme: z. B. Zellulase, Bradykinase, Katalase, Oxydase, Karboxypeptidase
- 27 Aminosäuren: z. B. Lysin, Histidin, Aspartin, Glutamin, Asparaginsäure
- 4 essentielle Fettsäuren
- 13 Mineralstoffe: z. B. Aluminium, Chrom, Eisen, Germanium, Calcium, Kupfer, Magnesium, Mangan, Phosphor, Potassium, Zink
- Organische Säuren: z. B. Glutaminsäure, Apfelsäure, Salicylsäure, Zitronensäure
- 13 Saccharide: Monosaccharide, Polysaccharide und Mucopolysaccharide: z. B. Glucomannanose, Mannanose, Acemannanose
- Saponine, Lignine und ätherisches Öl.

3. Die Heileigenschaften

Die therapeutische Bandbreite der Aloe vera ist aufgrund der Fülle an heilsamen Inhaltsstoffen von kaum einer anderen Heilpflanze noch zu überbieten. Wegen dieser mannigfaltigen Inhaltsstoffe können dieser Pflanze folgende Heileigenschaften zugesprochen werden.

Aloe vera wirkt:

- wundheilend,
- epithelbildend,
- blutstillend,
- schmerzstillend,
- entzündungshemmend,
- heilungsfördernd auf vernarbtes Gewebe,
- Blutzufuhr vermehrend an verletzten Stellen,
- erweiternd auf die Blutgefäße,
- herzstimulierend,
- regulierend auf das Immunsystem,
- antibakteriell (Bakterien vernichtend),
- antimykotisch (Pilze vernichtend),
- antiviral (Viren vernichtend),
- antimikrobiell (Mikroben vernichtend),
- Immunabwehr stärkend,
- Zuckerspiegel senkend,
- Blutfettwerte senkend,
- Darmentzündungen hemmend,
- lindernd bei Verbrennungen und Strahlenschäden,
- feuchtigkeitsspendend auf die Haut.

4. Die wichtigsten Heilstoffe der Aloe vera von A bis Z

Jeder einzelne bioaktive Stoff, der im Aloe-vera-Gel enthalten ist, hat eine spezifische Wirkung auf den Körper. Lesen Sie hier im kurzen Überblick wie vielfältig und wichtig die einzelnen Stoffe für den Organismus sind, und was sie alles bewirken können:

Acemannan
- lagert sich in Zellmembranen ein und schützt den gesamten Organismus vor eindringenden und krankmachenden Mikroorganismen,
- regt den gesamten Stoffwechsel an.

Aminosäuren
- stimulieren das Wachstum neuer Zellen,
- sind am Strukturgerüst aller Zellen beteiligt,
- steuern den Stoffwechselprozeß.

Chrom
- wirkt Gefäßablagerungen entgegen,
- ist wichtig für Hornhaut und Linse,
- ist beteiligt am Glukosetransport.

Eisen
- ist wichtig für die Bildung der roten Blutkörperchen,
- sorgt für schöne Nägel und gesundes Haar,
- regelt als wichtiger Baustein die Enzymfunktionen.

Enzyme
- lenken und beschleunigen alle Stoffwechselvorgänge im Körper,
- hemmen Entzündungen,
- regulieren den Blutdruck,
- lindern Schmerzen,
- hemmen eine übermäßige Histaminproduktion.

Calcium
- ist wichtig für den Aufbau von Knochen und Zähnen,
- sorgt für die Regelmäßigkeit der Herzfrequenz.

Kupfer
- ist wichtig für die Eisenverwertung im Körper,
- unterstützt die Zellatmung.

Magnesium
- aktiviert fast alle Enzyme,
- ist beteiligt am Knochenaufbau,
- wirkt regulierend auf den Cholesterinspiegel.

Mangan
- spielt eine wichtige Rolle bei der Blutbildung,
- reguliert den Blutzuckerspiegel,
- ist beteiligt an den körpereigenen Abwehrreaktionen,
- unterstützt Entgiftungsprozesse.

Mucopolysaccharide
- wirken immunregulierend,
- aktivieren die Bildung neuer Abwehrzellen,

- steigern die Aktivität der Abwehrzellen,
- fördern den Zellstoffwechsel,
- spenden Feuchtigkeit,
- wirken entzündungshemmend an allen Schleimhäuten des Körpers.

Phosphor
- ist im Zusammenspiel mit Calcium am Knochenaufbau beteiligt,
- wird benötigt für die Energiegewinnung aus der Nahrung.

Potassium
- steuert die Muskelfunktionen.

Vitamine
- bringen alle lebensnotwendigen chemischen Prozesse im Körper in Gang,
- wirken der Zellalterung entgegen, indem sie die freien Radikale eliminieren.

Zink
- schützt den Körper in Streßsituationen,
- ist im Zusammenspiel mit über 200 Enzymen für alle lebenserhaltenden Abläufe im Körper wichtig,
- sorgt für schöne Haut und glänzendes Haar,
- unterstützt die Sexualfunktionen.

IV Wunderstoff Acemannan

Die mannigfaltigsten Heileigenschaften der Aloe vera werden dem Inhaltsstoff Acemannan zugesprochen. Acemannan ist ein Kohlenhydrat und gehört zur Familie der Mucopolysaccharide. Kohlenhydrate zählen zu den Hauptnährstoffen des Menschen. Sie werden für alle Stoffwechselvorgänge im Organismus benötigt. Pflanzen produzieren die Kohlenhydrate entweder in ihrer Gerüstsubstanz (Zellulose) oder in Form von Stärke, die sie als Reserve für ihre Keimlinge speichern.

Bis in die Pubertät produziert der menschliche Körper Acemannan selbst, danach kann es nur über die Nahrungsaufnahme in den Organismus gelangen. Acemannan ist reichlich im Aloesaft enthalten. Ansonsten findet sich die Substanz nur in exotischen Heilpflanzen wie in der Ginsengwurzel sowie in der Wurzel von Eleutherococcus und dem chinesischen Kraut Astragalus, in Shiitake-Pilzen und im Knorpelpulver von Haifischen.

Wirkungen von Acemannan

- *Stärkung der Zellwände*

Acemannan unterstützt durch seine abwehrstärkenden Eigenschaften alle Heilungsprozesse im Körper. Deshalb schützt auch schon die vorbeugende Einnahme von Aloe-vera-Saft den Organismus vor drohenden Infektionen. Acemannan hat nämlich die Fähigkeit, sich direkt in den Zellmembranen (Zellwänden) einzulagern. Auf diese Weise bildet es eine Art Schutzwall gegen eindringende Viren, Bakterien, Pilze und Parasiten. Deshalb werden der Aloe auch die antimykotischen, antibakteriellen und antiviralen Eigenschaften zugesprochen. Der amerikanische Pathologe Dr. McDaniels stellte sogar fest, daß dieser Effekt schon wenige Tage nach der Einnahme von Aloe-vera-Saft eintritt: Die weißen Blutkörperchen werden durch das Acemannan so gestärkt, daß selbst aggressivste Viren die Zellwände nicht mehr zu sprengen vermögen, um sich in den Zellen einzulagern und vermehren zu können.

• *Ankurbelung der Zellaktivität*
Acemannan aktiviert nachweislich alle Zellen unseres Abwehrsystems: Es stimuliert Monozyten, Makrophagen, T-Killerzellen und Antikörper und regt zudem die Neubildung der Abwehrzellen an. Außerdem hilft es den Makrophagen (Freßzellen), Fremdproteine schneller zu eliminieren, die allergische Reaktionen des Körpers auslösen können.

• *Anregung der Zellatmung*
Die Einlagerung des Acemannan in alle Zellmembranen aktiviert auch die Zellatmung: Der gesamte Stoffwechsel und die Entgiftungsfunktion werden dadurch enorm gesteigert. Der Körper lebt durch neue Energiezufuhr wieder auf.

- *Gesunderhaltung von Darm und Darmflora*

Acemannan sorgt für eine gesunde Darmflora, regt den Stoffwechsel an und bringt somit den Darm in Schwung.

- *Schutz für das Knochenmark*

Als Bestandteil der Zellmembranen schützt Acemannan zusätzlich das Knochenmark vor belastenden Giften.

- *Stärkung des Immunsystems*

Neben der allgemeinen Aktivierung der Immunreaktion hilft Acemannan im speziellen auch gegen Candida und bei Krankheiten des rheumatischen Formenkreises wie Arthritis, indem es die Produktion von Gelenkschmiere ankurbelt.

Untersuchungen haben ergeben, daß durch die Einnahme des Aloesaftes sogar einige Symptome von AIDS gelindert werden können, da Acemannan die Bildung der T4-Lymphocyten anregt. In der AIDS -Therapie ist die isolierte Form von Acemannan unter dem kommerziellen Namen Carrysin bekannt.

V Die Hauptanwendungs- gebiete der Aloe vera

Die immunstimulierende Wirkung der Inhaltsstoffe von Aloe vera wurde erst in jüngster Zeit bestätigt. In der Therapie bei Hautleiden und zur Schönheitspflege wird die Wüstenlilie jedoch schon seit Tausenden von Jahren verwendet: Ihr Gel dringt viermal so schnell wie Wasser unter die Hautoberfläche. Handelsübliche Cremes und Salben durchdringen meist nur die ersten beiden Hautschichten. Aloe-vera-Gel besitzt demgegenüber die Fähigkeit, alle vier Hautschichten zu erreichen. Es pflegt die Haut und unterstützt dort mit seinen bioaktiven Substanzen die verschiedensten Heilungsvorgänge bei Hautleiden, Verbrennungen und in der Wundheilung. In zahlreichen wissenschaftlichen Untersuchungen konnten vom Pflanzensaft der Aloe bisher über 200 Inhaltsstoffe isoliert werden. Viele dieser Wirkstoffe verbessern das Hautbild, heilen Hautleiden und unterstützen den Wundheilungsprozeß.

1. Die Haut – unser größtes Organ

Die Haut bildet mit einer Fläche von bis zu zwei Quadratmetern die größte zusammenhängende Grenzschicht zwischen Mensch und Umwelt. Sie schützt den Körper vor äußeren Einflüssen, regelt die Körpertemperatur, ermöglicht einen Gasaustausch und enthält zahlreiche Sinnesendstellen. Als unser schwerstes Organ mit einem Gewicht von rund 18 Kilogramm macht die Haut zirka ein Drittel unseres gesamten Körpergewichts aus. Die Haut ist aus folgenden Schichten aufgebaut:

1. Die Oberhaut, auch Epidermis genannt, besteht aus mehreren Zellschichten, in denen durch Zellteilung ständig neue Zellen gebildet werden, um abgenutzte Hautschichten zu ersetzen.
2. Die Lederhaut oder auch Corium setzt sich aus Collagen- und Elastinfasern zusammen und enthält Blutkapillare, Nerven- und Muskelzellen, Sinneskörperchen, Farbpigmente sowie Schweiß-, Duft- und Talgdrüsen.
3. Die Unterhaut, medizinisch Subcutis genannt, besteht hauptsächlich aus lockerem Binde- und Fettgewebe.

Die Haut ist viel mehr als nur eine schützende Hülle für unseren Körper. Sie ist ein lebenswichtiges Organ, und ohne sie könnte kein Mensch auch nur einen Tag leben. Für unseren Körper übernimmt sie eine Vielzahl von lebensnotwendigen Funktionen. Sie ermöglicht es uns, Sinneseindrücke wie Berührung, Druck, Schmerz, Hitze und Kälte zu spüren. Erkrankungen, egal ob physischer oder psychischer Art, suchen sich oft ein Ventil über die Haut, da diese auch die Funktion eines Ausscheidungsorgans hat. Naturheilkundige Therapeuten sehen in der Haut daher auch den »Spiegel der Seele«. Neben Krankheitssymptomen wie Ausschlag, Juckreiz oder Quaddelbildung verrät sie viel über unser psychisches Befinden, indem sie Erröten, Blässe oder Schweißausbrüche für andere sichtbar macht. Aufgrund der vielfältigen Hautfunktionen sollte es uns also ein wichtiges Anliegen sein, sie zu hegen und zu pflegen und nicht nur als äußere Hülle unseres Körpers zu betrachten.

2. Hautpflege mit Aloe vera

Bei der kosmetischen Pflege mit Aloe-vera-Produkten schätzt man besonders die nährenden, regenerierenden, glättenden und feuchtigkeitsspendenden Eigenschaften, die sie auf die Haut ausüben.

Mehr Feuchtigkeit für die Haut

Seine feuchtigkeitsspendende Wirkung verdankt das Aloegel vor allem den vielen Polysacchariden, die in ihm enthalten sind. Aber auch die Aminosäuren wie Arginin, Asparagin- und Glutaminsäure sowie Histidin und Serin tragen dazu bei, den Feuchtigkeitsgehalt in der Hornschicht zu erhöhen.
Zusätzlich hat das Aloegel einen adstringierenden Effekt. Ob die Haut nun eher trocken, großporig, schuppig oder fettig ist, sie benötigt immer einen ausreichenden Wassergehalt, um ihre natürliche Elastizität aufrechtzuerhalten. Dank des hohen Wassergehalts im reinen Aloegel (99,4 Prozent) wird der Haut reichlich Feuchtigkeit

zugeführt. Zudem unterstützt der Wirkstoffkomplex die Fähigkeit unserer Zellen, dieses Wasser auch einzuspeichern. So reguliert die Aloe mangelnde Hautfeuchtigkeit und schützt die Haut vor dem Austrocknen.

Den natürlichen Säureschutzmantel aufrechterhalten

Aloe-vera-Gel bewahrt den natürlichen Säureschutzmantel unserer Haut, der sie vor dem Eindringen schädlicher Mikroorganismen schützt. Ist der Säureschutzmantel erst zerstört, wird die Haut trocken, spröde und rissig. Im Haushalt und Alltag sind wir ständig Industrie- und Chemieprodukten ausgesetzt, die den natürlichen pH-Wert unserer Haut empfindlich schädigen können. Da der pH-Wert des Aloegels dem unserer Haut annähernd entspricht, gilt es als hervorragendes Mittel, diesen Wert wiederherzustellen und zu schützen.

So stabilisieren Sie den pH-Wert Ihrer Haut
- Aloe-vera-haltige Cremes und Duschgels verwenden
- Nach dem Baden mit Aloe-vera-Gel oder -Lotion eincremen
- Hände nie heiß, sondern nur lauwarm waschen
- Bei Kontakt mit aggressiven Reinigungsmitteln Haushaltshandschuhe tragen
- Auf rissige Hautstellen vor dem Schlafengehen dick Aloegel auftragen

---

Zellerneuerung mit Aloe vera

Aloe vera versorgt die Haut mit einer ganzen »Kompanie« von regenerierenden Nährstoffen, wie Vitaminen, Ligninen, Aminosäuren und vielen anderen Wirkstoffen. Das Aloegel vermag bis in die tiefsten Hautschichten vorzudringen, um dort seine wertvollen Inhaltsstoffe direkt in die lebenden Zellen einzuschleusen. Durch ihre verschiedenen Enzyme kann Aloe vera einen Abschälungsprozeß bewirken, bei dem tote Zellen von der Hautoberfläche abgestoßen werden. Verlangsamt sich dieser Prozeß mit zunehmendem Alter, dann verstopfen die Poren, die Zellneubildung wird behindert und der Alterungsprozeß der Haut nimmt seinen Lauf. Bei jungen Menschen funktioniert dieser Mechanismus meist völlig natürlich. Gerade in fortgeschrittenem Alter aber sollte man zur allgemeinen Hautpflege auf natürliche, zellaktivierende Aloe-vera-Pflegeprodukte zurückgreifen, um den Abtransport toter Zellen (Hautschüppchen) und die Erneuerung der Zellen zu unterstützen.

Achtung: Vor jeder Anwendung die Haut reinigen!
Da Aloe-vera-Gel viermal so schnell als Wasser und in alle Hautschichten eindringen kann, ist es möglich, daß auch Schmutzteilchen und Bakterien mit dem Gel in die unteren Hautschichten transportiert werden. Bevor Aloe vera angewendet wird, bedarf es also immer einer gründlichen Reinigung der Haut!

Durch das perfekte Zusammenspiel der zahlreichen in der Aloepflanze vorhandenen Nährstoffe wird auch die Sauerstoffaufnahme unseres Gewebes verbessert und damit die Kapillardurchblutung erhöht. So wird der Faltenbildung vorgebeugt und einer vorzeitigen Hautalterung Einhalt geboten. Auch die regulierende Wirkung auf den Feuchtigkeitsgehalt und die Zellerneuerung trägt dazu bei, daß die Fältchenbildung gebremst wird: Die Haut sieht glatter, seidiger und strahlend gesund aus.

3. Aloe vera bei Hautleiden

Immer mehr Menschen leiden unter sogenannten Hautkrankheiten, für die es weder eine Erklärung noch einen wirklich effektiven Heilungsansatz von seiten der Schulmedizin gibt. Streß, Hektik und nicht zuletzt die enorme Umweltbelastung und die dadurch erhöhte Allergiebereitschaft machen es unserer Haut (und auch unserer Seele) nicht gerade leicht, immer strahlend auszusehen und gesund und fit zu sein. Als wichtiges Ausscheidungsorgan macht die Haut körperliche und auch seelische Krankheiten sichtbar. Deshalb sollte man Hautbeschwerden in der Therapie immer ganzheitlich betrachten und nicht als äußerlich isoliertes Geschehen, das sich nur auf unserer Hautoberfläche abspielt.
Bei der Behandlung von Hautkrankheiten kann Aloe vera ein breites Wirkungsspektrum aufweisen. Ihre Viel-

seitigkeit bestätigt sich auch darin, daß sie ausnahmslos bei allen Hauttypen eingesetzt werden kann, weil sie die Fähigkeit besitzt, sich dem jeweiligen Hauttyp anzupassen. Außerdem kann die Aloe bei den verschiedensten Leiden innerlich und äußerlich angewendet werden. So bietet sie die Möglichkeit, bei vielen Hautleiden ganzheitlich Linderung zu schaffen.

Man darf jedoch auch bei der Anwendung von Aloe-vera-Extrakten nicht auf ein Wunder hoffen, welches von heute auf morgen eintritt. Wie bei allen naturheilkundlichen Behandlungen erfordert auch diese Therapie Geduld und Ausdauer. Ein »chemischer Hammer« wirkt zwar meist schneller, aber dafür nicht so tiefgreifend, und geht oft mit Nebenwirkungen einher, die den Organismus nachhaltig mehr belasten, als daß sie ihm nützen.

Bei der äußerlichen Anwendung auf die Haut vermag die Aloe vera eine ganze Palette von Hautproblemen zu lindern. Auch bei schwerwiegenden Hautleiden wie Neurodermitis oder Geschwürbildung ist sie ein hervorragendes Heilmittel.

So lindert Aloe Entzündungen

Für ihre entzündungshemmenden Eigenschaften sind vor allem die in der Aloe vera enthaltenen Enzyme, insbesondere die Bradykinasen verantwortlich. Enzyme sind organische Verbindungen, meist Eiweiße, die im Körper wie Biokatalysatoren wirken. Im lebenden Organismus ermöglichen und steuern Enzyme alle Stoffwechselvorgänge. Gezielt eingesetzt können sie sogar krankheitserregende Immunkomplexe auflösen und dazu beitragen, die Abwehrkräfte wieder in Gang zu bringen. Die Bradykinasen unterstützen den körpereigenen Reparaturmechanismus und beschleunigen so das Abklingen von Entzündungen.

So stillt Aloe Juckreiz und Schmerzen

Aloe-vera-Gel enthält Salicylsäure. Diese Säure ist die Vorstufe des bekannten Wirkstoffes ASS, der Acetylsalicylsäure, besser bekannt unter dem Namen Aspirin. Die schmerzlindernde Wirkung der Salicylsäure wurde jedoch nicht erst von der modernen Pharmaforschung entdeckt: Schon der griechische Arzt Hippokrates verabreichte seinen Patienten gegen Schmerzzustände einen Sud aus Weidenrinde, die ebenfalls salicylsäurehaltig ist. Pflanzen produzieren die für den Menschen schmerzlindernde Säure, um Gewebsschädigungen entgegenzuwirken. Salicylsäure hemmt im Körper die Bildung von Prostaglandinen: Das sind hormonähnliche Stoffe, die im Organismus für die schmerzauslösende Reaktion verantwortlich sind. Nach dem Auftragen von Aloe-vera-Gel klingen Schmerz und Juckreiz meist schon nach wenigen Minuten ab. Die Behandlung sollte nach Bedarf mehrmals wiederholt werden.

Bei diesen Hautleiden hilft Aloe vera

- Das Hautbild bei Akne, Mitessern und Hautrötungen kann nach einer zirka vierwöchigen Kur mit der äußerlichen Anwendung von Aloe-vera-Pflegeprodukten deutlich verbessert oder auch ganz geheilt werden.
- Cellulite wird durch eine Aloe-vera-Kur in Verbindung mit Vitamin E und den klassischen Produkten wie Efeu oder Blasentang (Algen) deutlich vermindert.
- Allergische Reaktionen und Überreaktionen der Haut auf verschiedene allergieauslösende Substanzen können durch äußerliche und innerliche Anwendung von Aloe-vera-Produkten deutlich gemildert werden.
- Neurodermitis kann durch innere und äußere Behandlung, mit Aloe-vera-Saft und mit Aloe-vera-Gel behandelt werden. Dadurch wird die Haut ausreichend mit Nährstoffen versorgt, die sie vor Austrocknung und schädigenden Umwelteinflüssen schützen. Außerdem wird das Wachstum neuer, gesunder Zellen angeregt, Entzündungen, Juckreiz und Schmerzen werden gelindert.
- In klinischen Studien wurde auch die Abheilung von Geschwüren untersucht, die mit dem reinen Gel aus den Aloeblättern behandelt wurden: Das Gel wird dabei, nach gründlicher Reinigung, zirka drei- bis fünfmal täglich auf die erkrankten Hautstellen aufgetragen. Die Ergebnisse, die damit erzielt wurden, waren bisher sehr zufriedenstellend. Schon nach einigen Monaten gingen Tiefe und Größe der Geschwüre deutlich zurück und an den Rändern der erkrankten Stellen bildete sich neues gesundes Gewebe.
- Bei Schuppenflechte kann Aloe vera im Rahmen einer ganzheitlichen Therapie eingesetzt werden. Wenngleich die Krankheit in klinischen Versuchen auch nicht immer vollständig ausgeheilt werden konnte, wurde wenigstens in allen Fällen bei den Patienten der ständige Juckreiz gelindert.

- Verbrennungen und auch Sonnenbrand lassen sich hervorragend mit Aloe-vera-Gel behandeln. Es regeneriert die Haut schnell und tiefgreifend. Bei sofortigem Auftragen vermag es Narbenbildung weitestgehend zu verhindern.
- Aloegel besitzt einen natürlichen Lichtschutzfaktor der Stärke 2 bis 3. Daher eignet es sich auch gut als Sonnenschutzmittel.
- Braune Hautflecken (Altersflecken) lassen sich ebenfalls gut mit Aloe vera behandeln. Hier müssen Sie allerdings etwas Geduld haben. Denn der Erfolg stellt sich meist erst nach mehreren Monaten ein, wenn Sie die Hautflecken über diesen Zeitraum täglich mehrmals mit Aloegel betupfen.

4. Zur Wundheilung

Wunden sind Gewebsverletzungen, die unserer Haut durch äußere Gewalteinwirkung zugefügt werden. Meist handelt es sich hierbei um Verbrennungen oder Verbrühungen, harmlose Schrammen oder Kratzer. Die Gewebsverletzungen werden in Schnitt-, Schürf-, Riß-, Fleisch-, Stich- und Quetschwunden eingeteilt. Die Hauptgefahren bei offenen Wunden sind Blutungen und Wundinfektionen.

Erst nach der Krustenbildung sollten Sie die Wunde reinigen. Hierfür stehen verschiedene naturheilkundliche Mittel zur Verfügung wie zum Beispiel Hypericum D1 (homöopathisch potenziertes Johanniskraut) oder eine Calendulatinktur.

Bevor Sie Wunden mit Aloe-vera-Gel behandeln, müssen Sie folgende Punkte beachten:

- Waschen Sie eine offene Wunde nie aus, denn dadurch könnten Sie Krankheitserreger in die Wunde einschwemmen. Besser: Wunde zuerst ausbluten lassen.
- Berühren Sie die Wunde nicht mit den Fingern.
- Entfernen Sie keine Krustenbildung von der Wunde. Das Blutgerinnsel ist wichtig, um die Blutung zu stoppen.

So hilft Aloe vera in der Wundbehandlung

- Jegliche Art von Wunde oder Verbrennung heilt schneller ab, wenn sie äußerlich mit Aloe-vera-Gel versorgt wird. Noch besser: Wenn Sie eine eigene Aloepflanze im Haus haben, schneiden Sie einfach ein Stück vom Blatt ab und entfernen das Blattgrün. Dann legen Sie das Gelstück direkt auf die Wunde auf. So bildet sich schnell ein Schutzfilm über der verletzten Hautstelle.
- Durch die Versorgung mit dem regenerierenden Nährstoffkomplex aus der Aloe vera können auch untere Hautschichten schnell mit dem Wachstum neuer Zellen beginnen. Wie schon erwähnt, stimuliert Aloegel das Wachstum der Zellen.
- Eventuell schon in die Wunde eingedrungene Bakterien werden durch die Aktivierung der weißen Blutkörperchen schneller bekämpft.
- In der Aloe befinden sich Enzyme, die abgestorbenes Zellmaterial lösen können. Dadurch können sich

neue Zellen ungehindert bilden und so zum raschen Heilungsprozeß der Wunde beitragen.

- Aloe vera sorgt dafür, daß sich keine bleibenden Narben auf dem Hautgewebe bilden.
- Durch die im Gel enthaltene Salicylsäure (die Vorstufe des Wirkstoffs des Aspirins) wirkt das Auftragen des Gels lokal schmerzlindernd.
- Die Aloe regt die Blutversorgung an der verletzten Hautstelle an und läßt dadurch Schwellungen und Entzündungen schneller abklingen.
- Aufgekratzte oder entzündete Insektenstiche lassen sich durch das Auftragen von Aloe besonders gut heilen. Es desinfiziert, kühlt und stillt gleichzeitig den Schmerz und den Juckreiz an der betroffenen Stelle.

Extra-Tip: Insektenabwehr
Wegen des bitteren Geschmacks schützt Aloe vor Insekten. Wenn man Gesicht und Körper mit Aloe-vera-Saft oder -Gel einreibt, bleiben die Plagegeister fern.

5. Schutz und Hilfe bei Strahlenschäden

Jede Art von Strahlenbelastung ist extrem gesundheitsgefährdend. Verheerende Folgeschäden können auftreten, egal ob es sich um Sonnenstrahlen, radioaktive Strahlen oder Röntgenstrahlen, die zur Behandlung bösartiger Geschwülste eingesetzt werden, handelt. Bereits seit 1930 haben amerikanische Forscher aufgrund ihrer

wissenschaftlichen Untersuchungen die Aloe vera zum Heilmittel Nummer 1 bei Strahlenschäden deklariert. Letztlich kann bei akuter Strahlenschädigung nur ein umfassendes Gesundheitsprogramm Hilfe bringen, bei dem folgende Grundregeln einzuhalten sind: Das Zusammenspiel verschiedener, effektiver Therapien, die neben äußerlich wirkender Medikamente bei radiaoaktiver Bestrahlung auch die komplette Entgiftung des Körpers zum Ziel haben müssen.
Eindeutige Symptome einer Verstrahlung sind meist zuerst an der Haut zu diagnostizieren und stellen sich wie folgt dar:

- Entzündete Hautrötungen bis hin zur Blasenbildung und tieferen Gewebsschädigungen werden als sogenannte akute Strahlenschäden bezeichnet. Hinzukommen kann außerdem starker Haarausfall.
- Bei sogenannten chronischen Schäden durch Bestrahlung werden meist vermehrte oder extrem verminderte Pigmentierungen der Haut, die Bildung feiner Äderchen oder sogar Geschwüre diagnostiziert.

Bei einer akuten Strahlenschädigung werden die Symptome meist schon nach wenigen Tagen deutlich, während die Beschwerden bei chronischen Strahlenbelastungen erst nach Jahren auftreten können.

Strahlenschädigung kann durch folgende Faktoren hervorgerufen werden

Radioaktive Strahlung

In den meisten Fällen wird Radioaktivität, bei der es zu massiven Strahlenschäden kommen kann, durch den Menschen verursacht. Besonders drastische Beispiele, die an dieser Stelle nochmals erwähnt werden sollen, sind die Vorfälle von Tschernobyl oder die Atomwaffenversuche der USA und Frankreichs. Aber auch die Röntgenstrahlung bei der Behandlung von Geschwülsten und das Aufnehmen von Röntgenbildern stellen eine Strahlenbelastung für den Menschen dar. Deshalb sollte man wissen, daß jegliche Form von Bestrahlung, sei es das Röntgenbild beim Zahnarzt oder der Bau eines neuen Atomkraftwerks in der Nachbarschaft, ein Gesundheitsrisiko darstellen kann.

Sonnenstrahlen

Übertriebene Sonnenbäder können ebenfalls zu schweren Strahlenschäden der Haut führen. Hinzu kommt, daß die gefährlichen UV-B-Strahlen wegen des sich ausweitenden Ozonlochs immer ungefilterter auf die Erdoberfläche gelangen. Bei einem Sonnenbrand kann es zu Rötungen, Blasenbildung bis hin zu tieferen Gewebsverletzungen der Haut kommen. Übertriebenes oder falsches Sonnenbaden ist auch einer der auslösenden Faktoren bei Hautkrebs. Es ist also äußerst wichtig, die allseits bekannten Schutzmaßnahmen zu beachten, bevor man sich der Sonnenbestrahlung aussetzt.

Erste Hilfe bei Strahlenschäden durch Aloe vera

Aloe-vera-Gel ist ein natürliches, nebenwirkungsfreies Phytotherapeutikum, das bei jeder Art von Strahlenschädigung der Haut mit gutem Erfolg und nebenwirkungsfrei angewendet werden kann:

- Durch die im Aloe-vera-Gel enthaltenen entzündungshemmenden Fettsäuren Cholesterol, Campesterol und B-Sitosterol wird der Heilungsprozeß der Haut bei Strahlenschäden, Verbrennungen und Geschwüren auf der Haut eingeleitet.

- Die Enzyme des Aloe-vera-Gels aktivieren den Abschälungsprozeß der Haut: Tote Zellen werden leichter abgestoßen, und das Wachstum neuer Zellen beschleunigt sich um ein Vielfaches.

- Die in der Wüstenpflanze enthaltene Salicylsäure lindert zudem den Schmerz, der durch Blasenbildung entstanden ist.

- In den USA wurden bereits klinische Versuche mit Aloe vera bei der Behandlung von Strahlenschäden mit großem Erfolg durchgeführt. Durch den Wirkstoff Acemannan wurde das Immunsystem der betroffenen Patienten wieder so aktiviert, daß auch die Nebenwirkungen moderner Behandlungsmethoden bei Strahlengeschädigten auf ein Minimum reduziert werden konnten.

- Durch die Einnahme von Aloe-vera-Saft wird die Blutbildung im Knochenmark enorm gesteigert. Das ist wichtig bei einer Belastung durch radioaktive Strahlen: Die neugebildeten, gesunden Blutzellen sind nämlich fähig, die Auswirkungen radioaktiver Belastung auf den Organismus positiv zu beeinflussen. Entzündungen, Hautschwellungen und Haarausfall konnten in klinischen Studien bei den meisten Patienten fast völlig geheilt werden.

6. Aloe vera bei Immunschwächekrankheiten

Unser Immunsystem besteht aus einer Ansammlung von Zellen und Eiweißen. Dringen körperfremde Stoffe wie Bakterien, Pilze oder Viren in den Organismus ein, ist es die Aufgabe dieser Immunzellen, unseren Körper vor möglicherweise gefährlichen infektiösen Mikroorganismen zu schützen. Auch körpereigene kranke oder alte Zellen werden von den Immunzellen aufgespürt und unschädlich gemacht. Zusammenfassend hat dieses komplexe Abwehrsystem unseres Körpers folgende Aufgaben:

- Haut und Schleimhäute bilden die äußere Abwehr gegen sämtliche Mikroorganismen.
- Dringen krankheitserregende Stoffe in den Körper ein, werden sie von den weißen Blutkörperchen, den sogenannten Lymphozyten, als Eindringlinge erkannt.
- Diese Lymphozyten sind in der Lage, Botenstoffe auszusenden, welche die sogenannten Freßzellen (Phago-

zyten) aktivieren. Über die Blutbahnen gelangen die Phagozyten zu den eingedrungenen Mikroorganismen und vernichten diese.

- Zusätzlich übernehmen die Lymphozyten auch die Produktion der Immunglobuline, die der Körper bei einer größeren Virenanhäufung benötigt, um die Viren vom restlichen Organismus abzukapseln und zu zerstören.
- Um gegen eine erneute Infektion durch denselben Erreger gewappnet zu sein, wird der Bauplan für diese Antikörper in den sogenannten Gedächtniszellen gespeichert (Immunisierung). Dadurch kann das Immunsystem künftig entsprechend schnell und erfolgreich reagieren.

Normalerweise verfügt ein Mensch über:
1. Angeborene Immunität,
2. Erworbene Immunität.

Nur allein durch die angeborene Immunität ist der Körper noch nicht in der Lage, sich gegen alle krankheitserregenden Organismen in seiner Umgebung zu schützen. Während ein Kind heranwächst, kommt es mit einer Vielfalt von Mikroorganismen in Berührung, die in der Lage sind, das angeborene Abwehrsystem zu umgehen. Unter dem Einfluß dieser Mikroorganismen der Umwelt erwirbt das Immunsystem spezifische Abwehrkräfte. Durch die schon erwähnte Abspeicherung in den Gedächtniszellen können die Abwehrkräfte nun für die Zukunft jederzeit aktiviert werden.

In unserer heutigen Zeit nehmen Störungen des Immunsystems und Immunschwächekrankheiten vermehrt zu. Das Müdigkeitssyndrom, AIDS, Autoimmunkrankheiten, bei denen sich der Körper durch eine Fehlreaktion des Immunsystems selbst schadet, sämtliche Candida überwucherungen, Allergien, Krebs und viele Infekte sind nur einige Krankheitsbilder, denen viele Menschen hilflos ausgesetzt sind.

Auch hier kann Aloe vera Abhilfe schaffen: In mehreren wissenschaftlichen Studien wurde nachgewiesen, daß die Aloe als sogenannte adaptogene Pflanze in der Lage ist, die Widerstandsfähigkeit des Immunsystems zu verbessern. Aloe vera wirkt regulierend auf sämtliche Körperfunktionen, so daß Krankheitsherde wie »nebenbei« mitbehandelt werden.

Auch bei schwerkranken AIDS-Patienten, deren Immunsystem äußerst geschwächt ist, konnten an amerikanischen Universitäten verblüffende Heilerfolge durch die Anwendung von Aloe-vera-Saft erzielt werden. In Einklang mit Vollwertkost, Vitaminen und Mineralstoffzugaben wurde mehreren Patienten über einige Monate Aloe-vera-Saft verabreicht. Schon nach relativ kurzer Zeit stellte sich ein Behandlungserfolg ein. Viele der Patienten spürten einen merklichen Energieschub. Einige waren sogar in der Lage, über kürzere Zeiträume hinweg wieder zu arbeiten.

Diese positiven Krankheitsverläufe sind, nach Meinungen vieler Ärzte und Professoren, dem Hauptwirkstoff des Aloe-vera-Saftes, dem Acemannan, zu verdanken. Aber nicht nur das Acemannan wirkt sich immunstimulierend auf den Organismus aus, sondern auch der synergetische Effekt der gesamten Gruppe der in der Aloe vera enthaltenen Mucopolysaccharide (MPS). Die folgenden Beispiele klinischer Versuchsreihen sollen die positive Wirkung der MPS auf das Immunsystems verdeutlichen:

- In einer In-vitro-Untersuchung (im Reagenzglas) wurde belegt, daß Herpes- und Grippeviren durch das Hinzufügen von Aloe-vera-Saft innerhalb von 15 Minuten eliminiert werden.
  (Dental School of Pharmacy, University of Maryland)

- Bei der Behandlung von Tieren wurde nachgewiesen, daß das tumoröse Gewebe bei Hunden und Katzen vom Immunsystem nach der Gabe von Aloe vera attackiert wurde: Die Überlebensrate stieg merklich an, Tumore schrumpften oder wurden gar ganz zerstört.
  (Dallas Animal Diagnostic Clinic)

- Katzen, die an Leukämie leiden, sterben zumeist innerhalb weniger Tage oder Wochen nach der Diagnosestellung. Bei der Verabreichung von Aloe vera befanden sich nach zwölf Wochen 71 Prozent der damit behandelten Katzen bei bester Gesundheit.
  (College of Veterinary Medicine, A&M University, Texas)

7. Auch die Ernährung ist wichtig!

Um das Immunsystem zu stabilisieren sollte unbedingt auf eine gesunde ausgewogene Ernährung geachtet werden. Bei vielen Immunschwächekrankheiten scheint eine Mitursache der Erkrankung eine falsche oder mangelhafte Versorgung mit Nährstoffen und eine schlechte Verstoffwechslung der Nahrung zu sein. Durch Chemie- und Umwelteinflüsse werden vielen Nahrungsmitteln wichtige Vitamine, Spurenelemente, Mineralstoffe, Enzyme und weitere wichtige Biostoffe völlig entzogen. Dieser Mangel an Energiegehalt der Nahrung kann schlimme Folgen für unseren Körper haben:

- Werden dem Organismus zu wenige elementare Nährstoffe zur Verfügung gestellt, ist er nicht mehr in der Lage, Körperzellen zu erneuern oder die benötigte Energie für die Verstoffwechslung der Nahrung bereitzustellen.

- Die dadurch bewirkte Störung des Stoffwechselprozesses hat zur Folge, daß die Zellen nicht mehr ausreichend mit Nahrung versorgt werden können. Außerdem funktioniert der Abtransport von Schlacken aus den Zellen nicht mehr. Dadurch erleiden die Zellen Sauerstoffmangel, die lebensnotwendige Zellatmung ist beeinträchtigt.

- Auch mangelhaft verdaute Nahrungsreste lösen Krankheiten aus. Sie können sich im Organismus zu Reizstoffen verwandeln und in den Verdauungsorganen zu Schleimhautentzündungen führen. Neben diesem chronischen Allergiezustand sind unverwertete Nahrungsreste auch der beste Nährboden für Hefepilze, deren Gifte unser Abwehrsystem zusätzlich stark belasten.

Nahrungsergänzung mit Aloesaft

Resultat all dieser beschriebenen Ernährungs- und Stoffwechselstörungen ist ein absolut überfordertes, geschwächtes Immunsystem. Wenn unserem Körper nicht ausreichend immunstabilisierende Nährstoffe zur Verfügung gestellt werden, versagen die Abwehrkräfte und das Immunsystem droht zusammenzubrechen. Durch die Einnahme von Aloe-vera-Saft haben wir eine natürliche Behandlungsmethode, die es ermöglicht, das Immunsystem wieder zu stabilisieren und Krankheitsverläufe positiv zu beeinflussen. Kaltgepreßter Aloe-vera-Saft kann all diese Mängel wieder ins Lot bringen, wie zahlreiche klinische Testanwendungen belegen. Trotz Nahrungsergänzung mit Aloe-vera-Saft dürfen wir aber nicht vergessen, daß unser Körper zum gesunden Funktionieren auch einer ausgewogenen Lebensführung bedarf, wozu gesunde und vollwertige Nahrung und viel Bewegung an der frischen Luft gehören. Das Zusammenspiel all dieser Faktoren ist für ein gut funktionierendes Immunsystem notwendig.

8. Entgiftung mit Aloe vera

Die moderne Industriegesellschaft und die damit einher-
gehende Belastung der Umwelt bringt ihre eigenen
Krankheiten mit sich. Noch weiß niemand genau, welche
Ausmaße die Umweltschäden annehmen werden und
wie wir dieser Bedrohung beikommen können. Um so
wichtiger ist es, unseren Körper vorbeugend regelmäßig
zu entgiften, um ernsthaften Erkrankungen vorzubeugen. Die Einnahme von Aloe-vera-Saft kann den Entgiftungsprozeß wesentlich unterstützen. Unsere alltägliche
Nahrung reicht zumeist nicht aus, um die Entgiftungsfunktion der Zellen in Gang zu halten. Werden die Zellen
durch Gifte belastet, und erhalten sie zudem zu wenig
lebensnotwendige Nährstoffe wie Vitamine, Enzyme,
Aminosäuren und Mineralstoffe, sinkt ihre Zellaktivität,
der natürliche Prozeß der Entgiftung und auch die Immunreaktion werden geschwächt.

Umweltschäden

Es gibt wohl kaum einen Menschen, dem nicht, ohne
lange darüber nachdenken zu müssen, Umweltkatastro-
phen und die damit verbundenen Bilder von kranken
und oftmals nicht mehr zu heilenden Menschen in den
Sinn kommen. Denken wir z. B. an die Mißbildung von
Kindern, deren Müttern während der Schwangerschaft
Contergan verabreicht wurde, oder an die Strahlenschädigung der Bevölkerung rund um Tschernobyl. Das sind

Die wichtigsten gesundheitsschädlichen Umweltfaktoren

- Wohnbereich
  In den meisten Haushalten befinden sich an die 70 verschiedenen Giftstoffe, wie z. B. Formaldehyd, Lindan, Chloroform, Furane, Pestizide und vieles mehr.

- Verkehr
  Die Belastung durch Autoabgase steigt ständig an, und zirka 79 Prozent von 1000 befragten Personen empfinden sie als Gesundheitsbelastung für ihren Körper.

- Industrie
  Große Konzerne, so scheint es, haben oft einen Freifahrtschein. Denken wir nur an die rauchenden Schornsteine der Chemiefabriken, die vielen Kernkraftwerke oder auslaufende Öltanker, die unsere Meere immer wieder mit einem »schwarzen Teppich« überziehen und verseuchen.

- Nahrung
  Durch die chemischen Verunreinigungen von Wasser, Luft und Boden enthalten unsere Nahrungsmittel zum einen belastende Giftstoffe. Zum andern ist in ihnen oftmals nicht mehr die Fülle an natürlichen Vitaminen und Mineralstoffen eingebunden, die unser Körper so dringend zum gesunden Funktionieren benötigt.

- Weitere Faktoren
  Streß, Elektrosmog und Strahlenbelastungen tun ihr übriges, um die Stoffwechselvorgänge im Körper zu beeinträchtigen.

nur zwei Beispiele, bei denen Menschen Leiden zugefügt wurden, die eindeutig auf Umwelteinflüsse zurückzuführen sind. Wirklich traurig daran ist, daß diese Art der Umweltschädigung vom Menschen selbst verursacht worden ist. Keinesfalls weniger gefährlich sind die leisen, unsichtbaren und schleichenden Belastungen aus unserer Umwelt, denen wir tagtäglich ausgesetzt sind. Man kann schon von einer fast unüberschaubaren Vielfalt sprechen, wenn man alle Faktoren, seien sie nun energetisch, biologisch, chemisch, physikalisch oder psychosozial, zusammen nennt, die ständig unsern Gesundheitszustand beeinträchtigen. Fest steht, es ist die Summe all dieser Einflüsse, die unsere gesunden Körperfunktionen einschränkt und uns krank machen kann.

So hilft Aloe vera

Die regelmäßige Einnahme von Aloe-vera-Saft versorgt den Körper mit allen lebensnotwendigen Biostoffen und regt damit die Zellaktivität wieder an: Die wichtigsten Helfer unseres Entgiftungssystems sind die Makrophagen. Diese sogenannten Freßzellen sind im ganzen Körper verteilt und haben die Aufgabe, Giftstoffe zu eliminieren. Sie suchen Schadstoffe im Organismus, umfließen sie, saugen sie ein und lösen sie schließlich auf. Die Makrophagen spüren aber nicht nur körperfremde Giftstoffe auf, sie transportieren auch körpereigene Schlacken und nicht mehr funktionierende oder alte Zellen ab. Aloe vera unterstützt die Tätigkeit der Makrophagen in zweierlei Hinsicht: Zum einen regt das in ihr enthaltene Acemannan die Aktivität und die Neubildung der Makrophagen an. Zum andern unterstützen auch die in der Aloe vera enthaltenen Enzyme den Entgiftungsprozeß der Zellen. Im lebenden Organismus ermöglichen und steuern sie alle Stoffwechselvorgänge. Jedes Enzym ist für ein bestimmtes Substrat gebaut. Substrate sind biochemische Baustoffe, die sich überall im Körper befinden. Trifft nun ein Enzym auf das ihm entsprechende Substrat, dann bilden Enzym und Substrat für einen Augenblick eine Einheit. Der Schlüssel paßt exakt ins Schloß, und erst jetzt erfolgt die biochemische Reaktion. Auf diese Art und Weise tragen auch die Enzyme dazu bei, die biochemische Reaktionsfähigkeit der Körperzellen anzuregen.

Ausleitungsverfahren

Es gibt viele weitere und gute naturheilkundliche Methoden, den Körper von Giften und Schlackenstoffen zu befreien. Sie können Aloe-vera-Saft auch begleitend zu einer dieser Methoden einnehmen. Alle Therapien, bei denen Giftstoffe und Schlacken gelöst und über Körperöffnungen ausgeschwemmt oder ausgeleitet werden, nennt man Ausleitungsverfahren. Jeder gesunde Organismus ist normalerweise in der Lage, sämtliche Giftstoffe und Schlacken von alleine auszuscheiden. Dies geschieht sozusagen automatisch, wenn Nieren, Leber und Darm richtig funktionieren und die schädlichen

Stoffe über die Verdauungswege und die Blase ausleiten. Ein weiteres wichtiges Organ ist die Haut, welche die Giftstoffe durch Schwitzen über die Poren absondert, und nicht zuletzt auch die Bronchien, die durch Abhusten dem Körper beim Auswurf von Giften behilflich sind. Auch als Nachbehandlung, zum Beispiel nach der Einnahme von pharmazeutischen Medikamenten oder der Entfernung von Amalgam im Mundbereich, ist eine Entgiftungskur des Körpers unbedingt notwendig. Klassische Ausleitungsverfahren sind das Schröpfen, das Setzen von Blutegeln oder das Baunscheidtieren. Auch Trinkkuren oder Einläufe sind im weitesten Sinne Entgiftungskuren, die den Körper von Giftstoffen befreien und den Organismus entlasten, so daß der eigentlichen Regeneration nichts mehr im Wege steht.

Heilfasten

Das Heilfasten hat sich als Entgiftungskur besonders bewährt. Durch ungesundes oder zu reichliches Essen, durch Nikotin- und Alkoholkonsum und viel zuwenig körperliche Bewegung wird unser Stoffwechsel oftmals völlig überfordert. Heilfasten ist eine absolut unkomplizierte Methode, dem Körper eine kleine Atempause zu verschaffen. Denn beim Heilfasten muß der Organismus seine Energie nicht aufbrauchen, um die Nahrung zu verdauen, sondern er kann sich mit den nun frei gewordenen Energiepotentialen darum kümmern, angesammelte Rest- und Giftstoffe abzubauen. Fastenkuren sind eine ganzheitliche Regeneration des Körpers und führen zur Darmsanierung, zur Blutreinigung und zu einer verbesserten Sauerstoffversorgung der Zellen. Auch für völlig gesunde Menschen sind sie eine ganzheitliche Hilfe. Heilfastenkuren können Sie durch eine begleitende Aloe-vera-Trinkkur sinnvoll unterstützen.

9. Gesunder Darm – gesunder Mensch

Wirklich gesund ist der Mensch nur dann, wenn der Darm als eines der wichtigsten Abwehrorgane gut funktioniert und all seine Aufgaben korrekt erfüllen kann. Durch falsche und ungesunde Nahrungs- und Eßgewohnheiten sind wir oft selbst die Übeltäter, die den Darm schlichtweg überfordern und dadurch krank machen. Wir sollten uns die faszinierenden Arbeitsmethoden dieses Organs bewußt machen, seine Aufgaben kennenlernen und über Schwachstellen und Störungen Bescheid wissen. Nur so kann es gelingen, unsere Einstellung und unser Bewußtsein zu ändern, um uns beispielsweise auf eine andere Ernährungsweise umzustellen. Fest steht in jedem Fall: Unser Verdauungsapparat Darm ist ein lebenswichtiges Organ, das die Stoffe aus der Nahrung aufbereitet und weiterleitet, indem er die Nahrungsenergie in Körperenergie umwandelt, ohne die der Mensch völlig lebensunfähig wäre.
Erkrankt der Darm, kann es für den Menschen zu gesundheitlichen Störungen bis hin zu schwerwiegenden Erkrankungen kommen.

So entstehen Darmerkrankungen

Viele verschiedene Bakterien sind in unserer Darm-
schleimhaut angesiedelt. Für die Gesunderhaltung dieser Darmflora ist das Verhältnis dieser Bakterien zuein-
ander wichtig. Säurebildende Bakterien sollten stets in
der Überzahl sein, denn mit ihren Stoffwechselprodukten sind sie in der Lage, die Darmbewegung anzuregen.
Außerdem sind sie ganz wesentlich am Aufbau des
körpereigenen Abwehrsystems beteiligt. Der Darm wird
durch die Nahrungsaufnahme ständig mit vielen Fremd-
stoffen konfrontiert, die schädlich sein können:

- Tausende von körperfremden Bakterien
- Toxine (Gifte, die aus Stoffwechselprodukten der
  Bakterien entstehen)
- Schadstoffe aus der Umwelt
- Viren und Pilze
- Würmer oder Wurmeier

Ein funktionsfähiger gesunder Darm kann diese Stoffe
und Schädlinge abwehren. Ist unsere Darmflora erst
einmal aus dem Gleichgewicht geraten, bedarf es einiger
Mühe und Zeit, sie wiederherzustellen. Hat sich die natürliche Zusammensetzung der Darmflora durch ein
Bakterienungleichgewicht verändert, fällt es den von
außen eindringenden Mikroorganismen leicht, sich im
Darm anzusiedeln. Die Schleimhaut ist dann nicht mehr
in der Lage, den Abwehrprozeß zu aktivieren und schädliche Eindringlinge fernzuhalten. In der Folge können

Darminfektionen und viele andere Krankheiten entstehen. Es gilt also die Devise »Gesunder Darm – gesunder Mensch«, und man kann – ohne damit zu übertreiben – sagen, daß alle Aktivitäten, seien sie körperlicher, geistiger oder seelischer Art, von einem einwandfrei funktionierenden Darm abhängig sind.

Darmreinigung und Darmsanierung

Als Darmreinigung bezeichnet man die Befreiung des Darms von Altschlacken, Giftstoffen und sämtlichen Stoffwechselabfallprodukten. Es handelt sich sozusagen um das Wegräumen alter Ablagerungen im Darm. Das funktioniert am besten im Rahmen von Fastenkuren, Bewegungstherapien oder naturheilkundlichen Ausleitungsverfahren, da sie die Ausscheidungstätigkeit über Darm, Blase und Haut verstärken. Auch Einläufe oder bestimmte Trinkkuren sind gute Mittel zur Darmreinigung. Die eigentliche Darmsanierung kann erst dann erfolgen, wenn restlos alle Darmwände und Darmfältchen von Altlasten befreit worden sind. Erst dann ist der Weg für eine Darmgesundung geebnet. Die Darmsanierung hat zum Ziel, die Darmflora und ihre dazugehörigen, natürlich vorkommenden Darmbakterien wieder neu und absolut gesund aufzubauen. Neben Joghurt mit lebenden rechtsdrehenden Milchsäurebakterien, Heilerde, Algentabletten oder Symbioflor hat sich auch die Aloe vera zum Aufbau und zum Erhalt der gesunden Darmflora bestens bewährt.

So hilft Aloe vera dem Darm

Aloe vera ist ein ausgezeichnetes Mittel, unseren Darm in Schwung zu halten und ihn bei der Gesundung von verschiedenen Darmkrankheiten hilfreich zu unterstützen. Jedes chemische Medikament, das wir zu uns nehmen, verursacht in unserem Körper eine mehr oder weniger schlimme Vergiftung. Die als sogenannte Nebenwirkungen deklarierten Symptome beeinträchtigen oftmals den gesamten Enzymhaushalt unseres Körpers oder zerstören die Darmflora, wie das beispielsweise bei der Einnahme von Antibiotika der Fall ist. Aloe vera hingegen unterstützt die Heilung von Darmkrankheiten, ohne den Körper durch Nebenwirkungen zu schädigen. Da die Funktionstüchtigkeit des Darmes heutzutage bei vielen Menschen gestört ist, empfiehlt sich die regelmäßige Einnahme von Aloepräparaten vor den Mahlzeiten. Die Synergie aller Inhaltsstoffe der Aloe vera fördert den Verdauungsvorgang. Ein unangenehmes Völlegefühl nach den Mahlzeiten bleibt daher bei der Einnahme von Aloe-vera-Saft aus. Weiterhin versorgt die Aloe vera den Körper mit Vitamin A, das beim Aufbau der Schleimhäute eine wichtige Rolle spielt. Gesunde Schleimhäute verhindern den Eintritt von Krankheitserregern in den Körper. Die Erreger werden von einer gesunden Schleimhaut so lange aufgehalten, bis sie von den zuständigen Makrophagen angegriffen und zersetzt werden können. Leidet die Schleimhaut unter Vitamin-A-Mangel, ist sie nicht in der Lage, eindringende Keime oder Giftstoffe aufzuhalten. Diese können dann völlig ungehindert und schnell in den Körper gelangen und an vielen Stellen Schaden anrichten. Somit ist eine ausreichende Vitamin-A-Versorgung für unsere Schleimhäute von außerordentlicher Bedeutung.

Viele Magen-Darm-Probleme haben ihre Ursache in Mykosen, also in Pilzbefall. Im übersäuerten Darm können sich Pilze hervorragend entwickeln. Sind sie stark genug, wandern sie über den Blutkreislauf in die Organe und erhöhen dort die Gefahr für gefährliche Immunschwächekrankheiten. Eine Behandlung mit Antibiotika (gegen die immer mehr Pilzarten resistent sind) kann eine Zerstörung aller Pilze in der Darmflora nicht garantieren. Die in den Nischen des Darms überlebenden Pilze nehmen oftmals nach Beendigung der Behandlung eine noch viel aggressivere Form an, und man muß dann mit schlimmen Folgen für die Gesundheit rechnen. Wird eine Behandlung mit Aloe vera zusammen mit einer entsprechenden Diät durchgeführt, kann eindringenden Keimen und auch Mykosen erfolgreich entgegengewirkt werden, denn Aloe vera besitzt antimykotische, antibakterielle und antivirale Eigenschaften: Pilze, Bakterien und Viren werden eliminiert und die gesunde Darmflora mit ihrem natürlichen pH-Wert kann sich wieder aufbauen.

Aloe vera zur Bekämpfung des Bakteriums Helicobacter pylori

Helicobacter gilt als Auslöser für chronische Magen-
schleimhautentzündungen und Geschwüre des Magens
und des Zwölffingerdarms. Noch bis vor kurzem war es
für die Schulmedizin undenkbar, daß sich Bakterien in
der übersäuerten Magenschleimhaut überhaupt einni-
sten könnten. Erst vor wenigen Jahren entdeckten die
Wissenschaftler, daß diese These nicht stimmt: Helicobacter richtet sich perfekt auf das saure Milieu im Magen
aus und ernährt sich von den gesunden Zellen der Magenschleimhaut, die dadurch zerstört werden. Damit
werden entzündlichen Prozessen Tür und Tor geöffnet,
und es entstehen Geschwüre. Zumeist bilden sich mehrere Geschwüre, die dann wieder verheilen und an anderer Stelle erneut auftreten. Die verbliebenen Narben
können die Entleerung des Magens in den Zwölffinger-
darm behindern. Klinische Studien des Green College,
Oxford, belegen, daß der Aloe-vera-Saft besonders auch
bei Geschwüren, die durch Helicobacter pylori ausgelöst
werden, ein vielversprechendes Heilmittel ist. Auch in
Florida wurde dieses Ergebnis bestätigt: Praktizierende
Ärzte behandelten dort zwölf Patienten verschiedenen
Alters, die alle an Magen- und Zwölffingerdarmgeschwü-
ren litten. Alle zwölf Patienten wurden durch die Einnahme von Aloe-vera-Saft geheilt, und kein einziger erlitt im
Behandlungszeitraum eines Jahres einen Rückfall!

10. Aloe vera gegen Pilzerkrankungen

Pilzinfektionen sind ein weit verbreitetes Krankheitsbild. Vom Säugling bis hin zu älteren Menschen kann jeder davon betroffen werden, denn es besteht praktisch immer und überall die Möglichkeit, sich eine Pilzinfektion zuzuziehen. Pilzerreger können auch auf der Haut oder in den Schleimhäuten angesiedelt sein, ohne jemals Krankheitserscheinungen hervorzurufen. Zu einer systemischen Pilzinfektion kann es nämlich immer nur dann kommen, wenn die Immunkräfte so geschwächt sind, daß sie fremde Eindringlinge nicht mehr abwehren oder bekämpfen können. Auch die Einnahme von Antibiotika begünstigt die Vermehrung der Pilze und ihr Eindringen in die Schleimhäute, da die gesunde Flora der Schleimhaut, einem wichtigen Abwehrorgan gegen fremde Eindringlinge, durch Antibiotika zerstört wird. Bei Pilzinfektionen unterscheidet man zwei verschiedene Formen: die sogenannten Dermatomykosen, also Pilzerkrankungen der Haut – und auch solche Pilze, die sich im Körperinneren ausbreiten und auch einzelne Organe befallen können.

Mykosen treten am häufigsten an den folgenden Körperstellen auf:

- *Füße*

Die Fußpilzerkrankung ist weit verbreitet und äußert sich durch lästigen Juckreiz oder Stechen und rissige Haut meist zwischen den Zehenzwischenräumen. Fußpilzerreger verbreiten sich meistens dort, wo viele Menschen

zusammenkommen, wie zum Beispiel in Schwimm-
bädern und Sporthallen.

- *Hautoberfläche*

Zunächst hat der Betroffene noch kleine, später große,
rote und oft schuppige Flecken auf der Haut. Auch diese
Art des Mykosebefalls geht meistens mit starkem Juckreiz
einher. Die Ursachen hierfür können starke Schweißbil-
dung, eine Infektion in Wasch- und Duschräumen, Um-
gang mit Tieren oder allgemein schlechte hygienische
Verhältnisse sein.

- *Magen-Darm-Trakt*

Klagt der Betroffene über Eßstörungen, Appetitlosigkeit
und über eine Entzündung der Mundschleimhaut, handelt es sich wahrscheinlich um eine Pilzinfektion. Sie
wird ausgelöst durch den direkten Kontakt mit Mykosen
oder Antibiotika und durch bestimmte Stoffwechsel-
krankheiten begünstigt.

- *Genitalbereich*

Diese Form der Pilzinfektion macht sich durch starken
Juckreiz, schmerzhafte Entzündungen, Abschuppungen
und Ausfluß im Genitalbereich bemerkbar.

Die beiden häufigsten Pilzarten, die solche Infektionen
verursachen, sind Aspergillus fumigatus und Candida
albicans, auch als Soor bekannt. Auf letzteren wollen wir
nun etwas näher eingehen:

Candida albicans

Bei Befall durch Candida albicans liegt eine allgemeine Schwächung des Immunsystems vor. Die Angriffspunkte des Soors bilden die Schleimhäute von Mund, Hals, Darm, Blase und die der Geschlechtsteile. Ein eindeutiges Symptom ist weißlicher Belag auf den Schleimhäuten. Wenn der Pilz sich erst einmal so weit entwickelt hat, daß er sich im ganzen Körper ausbreiten kann, findet man ihn sogar auch im Blut und in den Organen. Dort schüttet er seine Stoffwechselgifte aus und frißt Nährstoffe aus dem Blutkreislauf, die eigentlich für die lebensnotwendige Versorgung unsere Organzellen benötigt werden. In diesem Stadium können folgende Beschwerden auftreten:

- Durch die zerstörte Darmflora kommt es zu Blähungen, abwechselnd zu Verstopfung und Durchfall und zu Juckreiz im Analbereich.
- Da die Zellen an einer chronischen Unterversorgung leiden, wird die Lebensenergie erheblich geschwächt: Sauerstoffmangel verursacht Müdigkeit und Erschöpfung.
- Der Pilz produziert das Nervengift Acetaldehyd, welches die Gehirnfunktion erheblich beeinträchtigen kann. Die Folgen können Aggression, Vergeßlichkeit und Depression sein.
- Ist der Darm erst einmal durchlässig, wandern unverdaute Eiweiße in den Blutkreislauf und können so Nahrungsunverträglichkeiten und Allergien auslösen.

67

- Gelenke und Muskeln können ebenfalls in Mitleiden-schaft gezogen werden: Taubheitsgefühle, Kribbeln und Jucken sind die nächsten Schritte im Krankheits-verlauf.

Spätestens jetzt sollte man möglichst schnell einen guten naturheilkundigen Arzt oder Heilpraktiker aufsuchen. Auch wenn Sie vielleicht beim ersten Besuch als Hypo-chonder nach Hause geschickt werden, sollten Sie bei den oben genannten Symptomen darauf bestehen, ei-nen Candida-Test durchzuführen. Hierzu muß jedoch noch gesagt werden, daß ein Speichel- und Stuhltest einen Candida-Befall oftmals erst nach dem zweiten oder dritten Versuch bestätigen kann, da sich der Pilz in Ne-stern oder Fältchen des Darms befindet und somit nicht in jedem Stuhlabschnitt zu finden ist.

Diagnose Candida albicans – was ist zu tun?

Ist die Diagnose einer Candida-Infektion zweifelsfrei be-stätigt, muß man sich auf einen langen und harten, aber durchaus von Erfolg gekrönten Kampf gegen die Krank-heit einstellen. Die enorme Hartnäckigkeit des Pilzes setzt voraus, daß der Betroffene ebenso hartnäckig seine gesamte Willenskraft auf die Bekämpfung des Hefepilzes ausrichtet und sich über die Gründe des Pilzbefalls in seinem Körper im klaren ist, um nach der Heilung kei-nen Rückfall zu erleiden:

- In den meisten Fällen ist die Übersäuerung des Körpers, die durch falsche Ernährung entsteht, grundlegende Ursache für eine Ansiedlung von Candida albicans. Die meisten Menschen nehmen mehr saure als basische Nahrung zu sich. In einem solchen Klima ist der Pilz in der Lage, zu mutieren und eine gefährliche Aggressivität zu entwickeln. Erster Schritt sollte also eine Diät sein, bei der mehr basische als saure Nahrungsmittel genossen werden, um den pH-Wert wieder auszugleichen und damit dem Pilz seine Lebensgrundlage zu entziehen.

- Kohlenhydrate in jeglicher Form, allen voran Zucker, sind die Hauptnahrungsquelle für den gefräßigen Candida. Auf Süßigkeiten, Zucker oder Honig sollten Sie also in jedem Fall verzichten, was nicht heißen soll, daß sämtliche Kohlenhydrate aus dem Ernährungsplan zu streichen sind. Da sie Hauptenergieträger sind, ist es ratsam, sie auf zirka 100 Gramm pro Tag zu reduzieren. Es empfiehlt sich, die entsprechenden Nahrungsmittel in Bioläden oder Reformhäusern zu kaufen.

- Weil der Candidapilz ein Hefepilz ist, sind auch hefehaltige oder gärende Nahrungsmittel tabu. Sämtliche Brot- und Backwaren sollten weitestgehend vermieden werden. Je konsequenter die Diät betrieben wird, um so erfolgreicher wird sie verlaufen. Als Ausweichmöglichkeit kann man bedingt auf Produkte aus Buchweizen oder Reis zurückgreifen.

- Auch den Verzehr von tierischen Nahrungsmitteln sollte man nach Möglichkeit aus dem täglichen Ernährungsplan streichen oder drastisch einschränken. Denn durch die schwere Verdaulichkeit von Nahrung tierischen Ursprungs bilden sich Schlacken und Ablagerungen im Körpergewebe, die ebenfalls neuen Nährboden für den Hefepilz bilden.

Auch wenn nun der Eindruck entstanden ist, daß man nichts mehr essen darf, sollte man sich doch dafür entscheiden, den Kampf gegen den Candida albicans aufzunehmen. Mit Sicherheit hat man einen zähen Weg vor sich, aber schon nach zirka ein bis zwei Wochen wird das Hungergefühl nach zuckerhaltiger Nahrung nachlassen, und man lernt schnell, sich aus dem Erlaubten leckere Mahlzeiten zuzubereiten.

Die Heilwirkung der Aloe vera bei Candida albicans

Mit Pflanzenmedizin aus Aloe vera kann dieser aggressive und hartnäckigen Hefepilz wirkungsvoll bekämpft werden. Im Zusammenspiel mit den oben beschriebenen Diätformen kann beispielsweise Aloe-vera-Saft eine echte Hilfe sein:

- Der Hauptwirkstoff Acemannan stoppt die den Stoffwechsel störenden Prozesse des Pilzes und stärkt gleichzeitig die geschwächte Abwehrfunktion des Körpers.

- Candida im Mundbereich kann zum Beispiel durch das Spülen mit Aloe-vera-Saft geheilt werden.
- Mykosen im Darm und im Vaginalbereich werden durch Spülungen und die gleichzeitige Einnahme von Aloe-vera-Saft vertrieben.
- Das Einführen von ganzen Gelstücken in den Vaginalbereich wirkt ebenfalls antimykotisch.
- Ebenso können unterleibsentgiftende Sitzbäder mit Aloe-vera-Saft durchgeführt werden.

Die Diagnose Candida albicans muß also nicht gleich zum endlosen Horrortrip werden. Mit zunehmender Genesung und einem guten Körpergefühl werden alle verloren geglaubten Energien wieder zurückkommen.

11. Die Wirksamkeit von Aloe vera bei Diabetes

Bei Diabetes mellitus, besser als sogenannte Zuckerkrankheit bekannt, handelt es sich um eine Funktionsstörung der Bauchspeicheldrüse, die das Hormon Insulin bildet. Insulin hat die Aufgabe, den Blutzuckerspiegel zu senken, indem es folgende Wirkungsmechanismen in unserem Körper steuert:

- Insulin erhöht die Zellmembrandurchlässigkeit für die Traubenzuckerzufuhr.
- Es verwertet den Traubenzucker in den Zellen und wandelt ihn in Speicherzucker um.

- Dadurch wird der erhöhte Blutzuckerspiegel nach der Nahrungsaufnahme problemlos wieder gesenkt.

Leidet unser Körper an akutem Insulinmangel, steigt der Blutzuckerspiegel abnorm hoch an und verursacht folgende Symptome:

- übermäßige Urinauscheidung,
- überdurchschnittlich hoher Trinkbedarf,
- Hunger, Müdigkeit und Abgeschlagenheit.

Außerdem kann es zu verschiedenen weiteren Begleiterkrankungen kommen.

Die lebenswichtige Funktion der Bauchspeicheldrüse

Die Bauchspeicheldrüse oder das Pankreas ist für jeden Menschen wichtig, da sie eine Vielzahl von lebensnotwendigen Funktionen übernimmt:

- Sie produziert täglich zirka ein bis zwei Liter Verdauungssaft.
- Die Hormondrüsen des Pankreas produzieren mit Hilfe der A-Zellen Glukagon und mit Hilfe der B-Zellen das Insulin. Beide Stoffe regeln den Kohlenhydratstoffwechsel des Körpers, wobei die Anzahl der B-Zellen um ein Vierfaches höher sein muß als das der A-Zellen.

Werden unserem Körper nun durch die tägliche Nahrungsaufnahme Kohlenhydrate zugeführt, wandeln sich diese während des Verdauungsvorgangs in Traubenzucker um. Dieser gelangt ins Blut und bildet dort den meßbaren Wert, den sogenannten Blutzuckerspiegel. Jede Zelle des Körpers nutzt den Traubenzucker zur Energiegewinnung. Überschüssigen Zucker wandelt die Leber in Speicherzucker um, der je nach Bedarf des Körpers zu jeder Zeit wieder in Traubenzucker zurückverwandelt werden kann. Insulin senkt den Blutzuckerspiegel, Glukagon dagegen erhöht ihn. Somit ist bei jedem gesunden Menschen dafür gesorgt, daß sich der Blutzuckerwert ständig auf einen normalen und gesunden Wert einpendelt. Ist der Körper nicht in der Lage, ausreichend Insulin zu bilden oder kann dieses im Organismus nicht wirken, kommt es zu einer Unterversorgung der Zellen mit Energie und zu einem Zuckerüberschuß im Blut, das heißt, der Betroffene leidet an der Zuckerkrankheit.

Diabetes mellitus unterscheidet man in zwei Hauptformen, die als Typ 1 und als Typ 2 bezeichnet werden:

Typ 1
Diese Art ist die schwererwiegende Form der Erkrankung. Die Insulinzufuhr muß dauerhaft durch Spritzen ersetzt werden, denn ohne diese wären Komazustände mit tödlichem Ausgang die Folge. Typ 1 tritt meist bei jüngeren Menschen unter 35 Jahren auf und wird am häufigsten bei Jugendlichen zwischen 10 und 16 Jahren erstmals diagnostiziert. Die Krankheit entwickelt sich

relativ schnell und kann erblich bedingt sein. Betroffene müssen sich unbedingt einer ärztlichen Behandlung unterziehen, in der durch Insulinzufuhr und eine speziell entwickelte Diät der Blutzuckerspiegel dauerhaft auf annähernd normale Werte gebracht werden kann.

Typ 2

Hierbei handelt es sich um eine nicht insulinabhängige Form des Diabetes, der auch als Altersdiabetes bezeichnet wird, denn die Krankheit tritt meist erst ab dem 50. Lebensjahr auf. Oft bleibt sie über lange Zeiträume völlig unerkannt und wird nur durch »Zufall« bei anderen Untersuchungen entdeckt. Die Insulinproduktion funktioniert bei Typ 2 noch relativ gut. Das Hormon wird allerdings nicht mehr in der erforderlichen Menge produziert. Die Erkrankung hat mit hoher Wahrscheinlichkeit erbliche Ursachen, aber auch die Überernährung spielt als Risikofaktor eine besonders große Rolle.

Wie lebt man mit Diabetes mellitus?

Der erste Schritt sollte die Auseinandersetzung mit dieser Krankheit sein. Informieren Sie sich umfangreich und nutzen Sie Schulungen, um bestens zu verstehen, wie diese Krankheit wirkt und welche Maßnahmen notwendig sind, um trotzdem ein möglichst unabhängiges Leben führen zu können. Die wichtigsten Regeln, die beachtet werden sollten, sind:

- Diabetiker benötigen eine ausgewogene Ernährung, die aus der Zufuhr von Kohlenhydraten, Fetten, Eiweißen, Mineralstoffen und Vitaminen bestehen sollte. Nur auf die Menge der in der Nahrung enthaltenen Stoffe muß geachtet werden. Es empfiehlt sich daher eine Diätberatung, bei der ein individuell für den Patienten errechneter Diätplan erstellt wird.
- Die Kohlenhydratzufuhr sollte auf mehrere kleine Mahlzeiten verteilt werden und sich vor allem aus ballast- und stärkehaltigen Nahrungsmitteln zusammensetzen.
- Auf Süßigkeiten muß kein Diabetiker verzichten, wenn diese Süßstoff oder Zuckerersatzstoffe enthalten.
- Bei hinzukommenden Gewichtsproblemen sollte besonders der Fettanteil der Nahrungsmittel überprüft werden.
- Außerdem darf nicht außer acht gelassen werden, daß auch Getränke Kohlenhydrate besitzen, die in die Berechnungen mit aufgenommen werden müssen. Alkohol sollten Sie nur in geringen Mengen genießen.

Ist der Blutzuckerspiegel eines Patienten so eingestellt, daß er konstant und so nah wie möglich am normalen Durchschnittswert liegt, kann man eine Reihe von Begleiterkrankungen umgehen und ein relativ normales und vitales Leben führen.
Dabei kann auch die Aloe vera eine maßgebliche Unterstützung sein.

Aloe vera in der Behandlung von Diabetes mellitus

Forschungsergebnisse aus den USA belegen die Wirksamkeit der Aloe vera bei Diabetikern, wenn die Einnahme kombiniert mit einem Diätplan durchgeführt wird. Die in der Aloe-vera-Pflanze enthaltene Substanz Acemannan zeigt im Zusammenspiel mit einer speziellen Diät verblüffende Wirkungen auf die Funktion der Bauchspeicheldrüse: Amerikanischen Studien zufolge konnten der Blutzuckerspiegel von Diabetespatienten durch die regelmäßige Einnahme von Aloe-vera-Saft gesenkt und leichte Zuckererkrankungen völlig ausgeheilt werden. Von einer generellen Heilung kann jedoch nicht die Rede sein. Trotzdem darf darauf hingewiesen werden, daß durch die regelmäßige Ernährung mit frischem Gemüse wie zum Beispiel Lauch und der Einnahme von vier Acemannankapseln täglich der Blutzuckerwert bei schwerer Diabetes um zirka 30 bis 50 Prozent gesenkt werden konnte.

Neueste Forschungsergebnisse lassen sogar darauf hoffen, daß Acemannan fähig ist, die Bauchspeicheldrüse vor der Zerstörung zu schützen. Es sollte also für jeden Betroffenen interessant sein, sich mit der Aloe-vera-Pflanze vertraut zu machen. Nicht nur weil sie die Produktion bestimmter Körpersäfte zu steuern vermag, sondern weil sie auch nachweislich zur Regulation des Blutzuckergehalts im Körpers beitragen kann.

12. Aloe vera für Krebspatienten

Im Mai 1997 machte die Weltgesundheitsorganisation WHO besorgt darauf aufmerksam, daß immer mehr Menschen an Krebs erkranken. Als Hauptursache wurde in erster Linie die ungesunde Lebensweise der Menschen in den Industrieländern hervorgehoben, die leider auch mehr und mehr von der Bevölkerung ärmerer Länder übernommen wird. Falsche Ernährungsweisen, der Genuß von Tabak und Alkohol und viel zuwenig körperliche Bewegung sind nach den ausführlichen Untersuchungen der WHO die Hauptursachen für diese traurige Entwicklung.

Wie kommt es zu einer Krebserkrankung?

Fast alle Gewebsarten des Körpers sind dazu in der Lage, von ihrem normalen Wachstum abzuweichen und geschwulstartig zu wuchern. Je nach Art der Wucherung entstehen entweder gutartige oder bösartige Tumoren. Im Vergleich zu relativ harmlosen gutartigen Geschwülsten kann ein bösartiger Tumor in anliegende Nachbargewebe eindringen, diese zerfressen und deren Gefäße zerstören. Es kommt zu Blutungen und Wucherungen, die die Körperkanäle verschließen können. In einem späteren Stadium bilden sich, transportiert über Blut- und Lymphgefäße, Ableger des Tumors an anderen Stellen im Körper – sogenannte Metastasen. Diese Tochtergeschwülste sind durch ihr infiltriertes Wachstum der

Grund dafür, daß bösartige Tumoren relativ schwer zu bekämpfen sind und auch heute noch für viele Menschen zum Tod führen. Krebsleiden gelten daher erst dann als geheilt, wenn zirka fünf rückfallfreie Jahre überstanden sind.

Historisch kann das Krebsleiden sehr weit zurückverfolgt werden. Schon an 5000 Jahre alten Inkamumien konnten Krebswucherungen nachgewiesen werden. Auch bei Naturvölkern, Pflanzen und Tieren kann es zu Krebserkrankungen kommen. Dennoch ist es erschreckend, daß Krebs sich zu einer regelrechten Zivilisationskrankheit unserer Zeit entwickelt hat und die Zahl der Krebstodesfälle immer mehr zunimmt.

Krebs und Umwelt

Nach Meinung von Umweltmedizinern und vieler Naturheilkundler liegen die Ursachen für die Krankheitsentstehung in den Umweltbedingungen. Ungesunde Lebensweise, Streß und nicht zuletzt giftige Einwirkungen der Außenwelt auf unseren Körper machen den Menschen zum Opfer einer geistigen und materiellen Vergiftung. Sind Körper, Seele und Geist dadurch erst einmal geschwächt, bildet der Körper, dem es an Abwehrkräften fehlt, eine leichte Angriffsfläche für Krankheiten, so auch für Krebs. Erster Grundsatz sollte daher sein, den Körper von jeglichen Giftstoffen zu befreien, und vor allem, ihm keine neuen zuzuführen. Einige entscheidende krebsfördernde Einflüsse sind zum Beispiel:

- Impfstoffe, die der Körper nicht verträgt und die somit als Gift in unserem Körper weiterarbeiten.
- Umweltgifte verschiedener Art, seien es belastete Trinkwassernetze oder von der Industrie denaturierte Nahrungsmittel und vieles mehr.
- Ungesunde Eß-, Denk- und Lebensweisen, die Körper, Geist und Seele alle positiven Energien entziehen.
- Vergiftungen durch Schwermetalle, wie zum Beispiel bei Zahnfüllungen oder Zahnersatz, und der Mißbrauch von Alkohol, Tabak oder Rauschgiften.
- Schlechte Arbeitsatmosphäre.
- Belastungen durch Radioaktivität, Wohnungsgifte oder Elektrosmog.

Kein Medikament ist in der Lage, all diese möglichen Ursachen wegzuzaubern und unseren Körper somit zu entlasten oder ihn gar ganzheitlich und auf allen Ebenen zu heilen. Der Patient muß selbst erkennen und daran arbeiten, krankmachende Lebensgewohnheiten aufzugeben und durch aktive Mitarbeit seinen Körper und seinen Geist zur Gesundung zu führen.

Erbanlage Krebs

Lange Zeit vertrat man in der Krebsforschung die Meinung, daß die Krebserkrankung nicht erblich bedingt sei. Doch mit der zunehmenden Erforschung des menschlichen Erbguts konnten immer mehr Hinweise darauf gesammelt werden, die das Gegenteil beweisen und dem Krebsrisiko durchaus erblich bedingte Faktoren zuschreiben. Bei zirka 6 bis 7 Prozent aller Krebserkrankungen rechnet man heute damit, daß ein einzelnes vererbtes Gen durchaus für die Krebsentstehung (im schulmedizinischen Sinne) verantwortlich gemacht werden kann. Man nennt diesen Vorgang auch autosomaldominante Vererbung. Diesem eher selten vorkommenden Vererbungsvorgang steht die wesentlich häufiger auftretende Prädisposition gegenüber. Bei ihr sind mehrere vererbte Gene und ihr Zusammenwirken mit einzelnen Umweltfaktoren für die Entstehung der Krankheit verantwortlich zu machen. Zu dieser weitaus häufigeren Art der Vererbung werden fast 25 Prozent aller Krebserkrankungen gezählt. Trotz all dieser Erkenntnisse wird es auch weiterhin extrem schwierig sein, nachzuweisen, welche Krebserkrankung nun auf Erbfaktoren zurückzuführen ist und welche nicht. Dem Patienten hilft diese Ursachenforschung jedoch kaum. Die Schulmedizin verfügt zwar über verfeinerte Diagnosemethoden, aber nur über drei herkömmliche Therapierichtungen zur Behandlung von Krebs: Operation, Strahlen- und Chemotherapie.

Von seiten der Alternativmedizin stehen dem Krankheitsbild Krebs heute eine ganze Menge an Therapiemethoden, Medikamenten und andere unterstützende Maßnahmen gegenüber. Mehr und mehr kommt zutage, daß es sich bei Krebs nicht um eine Krankheit handelt, die auf nur eine bestimmte Ursache zurückzuführen ist, sondern daß die Zellentartung multikausal ist. Wichtig ist deshalb, daß auch die Therapieansätze daraufhin ausgerichtet werden müssen. Deshalb sollten in Frage kommende Behandlungsmaßnahmen und Medikamente miteinander kombiniert werden. Ziel sollte die ganzheitliche Gesundung von Körper, Geist und Seele des Menschen sein. Der Mensch muß als einzigartiges Individuum im Vordergrund stehen und die speziell für ihn erarbeitete Therapieform in Begleitung von Ärzten, naturheilkundlichen Therapeuten, Homöopathen und Psychotherapeuten in Anspruch nehmen können. Deshalb sollte sich jeder Betroffene möglichst umfangreich und gründlich informieren, bevor er sich für eine Therapie entscheidet. Wenn kein akuter medizinischer Notfall vorliegt, soll sich der Krebspatient diese Zeit des Nachdenkens und der Informationssammlung einräumen, denn die Krebserkrankung ist auch nicht an einem Tag entstanden, sondern hat viele Jahre gebraucht, bis erste Symptome oder Beschwerden auftraten. Erst nach sorgfältigem Recherchieren sollte der Betroffene entscheiden, wie er der Krankheit entgegentreten wird.

Aloe vera in der Krebstherapie

Weltweite klinische Untersuchungen haben gezeigt, daß die Aloe vera ein wichtiger und hilfreicher Begleiter im Kampf gegen Krebsleiden sein kann. Untersuchungsergebnisse aus den USA decken sich mit den europäischen Laboranalysen, und auch Rußland kann Heilerfolge auf dem Gebiet der Krebsbehandlung mit Aloe vera vorweisen. Schulmedizinische Therapien wie die Chemotherapie sind zwar in der Lage, Krebszellen an ihrem Wachstum zu hindern, der Preis dafür ist aber, daß sie das gesamte Abwehrsystem des Patienten lahmlegen, indem auch gesunde Zellen geschädigt werden. Der gesamte Organismus wird vergiftet und geschwächt. Damit soll aber nicht gesagt werden, daß die Einnahme von Aloe-vera-Produkten eine Chemotherapie oder eine andere klassische Behandlungsmethode ersetzen kann. Setzen Sie aber Aloe-vera-Saft als Nahrungsergänzung bei Krebs ein, kann der Heilungsprozeß unterstützt werden:

- Die in der Aloe vera enthaltenen Mucopolysaccharide wie Acemannan, Emodin und Lektine veranlassen die Vermehrung der T-Killerzellen und der antikörperbildenden T-Zellen in der Milz. Durch diese Stimulation können die Freßzellen fast zehnmal aktiver an der Vernichtung der Tumorzellen arbeiten, als das der Regelfall ist. Zudem kommt es durch die regelmäßige Zufuhr an Enzymen, Vitaminen, Mineralstoffen und Mucopolysacchariden zur Lieferung wichtiger Nährstoffe für den gesamten Organismus, der somit den Abbau von mutierenden und toten Zellen und Zellgiften vorantreiben kann.
- Eine Fülle von bioaktiven Pflanzenstoffen bezeichnet man auch als Phyterkombination. Hierbei handelt es sich weder um Vitamine oder Eiweiße, sondern um sekundäre Pflanzenstoffe. Das sind Substanzen, die Pflanzen bilden, um sich selbst gegen den Befall von Schädlingen wie Pilzen, Bakterien oder Parasiten zu wehren. Diesen Phytosubstanzen wurden in eingehen-

den Untersuchungen krebshemmende Eigenschaften nachgewiesen. Das wohl bekannteste Gemüse mit einer Fülle dieser sekundären Pflanzenstoffe, das immer zur Ernährung bei Krebserkrankungen empfohlen wird, ist der Brokkoli. Aloe vera enthält ebenfalls eine Vielzahl dieser bioaktiven Stoffe, die die Krebszellen auch vorbeugend schon an ihrer Entstehung hemmen sollen.

- Durch den positiven Einfluß auf die Zellneubildung wird auch die Knochenmarksaktivität angeregt. Dies ist besonders bei Leukämieerkrankungen wichtig: Aloe vera beschleunigt das Wachstum neuer Knochenmarkszellen.

All dies zeigt, wie sinnvoll es ist, Aloe vera ergänzend zu anderen Therapiemaßnahmen einzusetzen. Selbst bei einer Chemotherapie mildert es die Nebenwirkungen auf den Körper und trägt durch die allgemeine Stärkung des Immunsystems dazu bei, den Krankheitsverlauf zu verbessern. In Amerika ist man bereits einen Schritt weiter als hierzulande. Nachdem in Tierversuchen (die ich an dieser Stelle aus ethischen Gründen nicht als Referenz für die Wirksamkeit der Aloe vera heranziehen möchte) die Anti-Krebs-Wirkung der Aloe getestet wurde, laufen nun auch großangelegte Studien am Menschen. In den USA wurden auch schon Aloe-vera-haltige Substanzen entwickelt, die es ermöglichen, die Höchstdosen an heilenden Inhaltsstoffen der Aloe vera als Injektionen zu verabreichen. Diese Produkte gibt es dort unter der Bezeichnung Alovex oder CarraVex.

VI Aloe vera als Zimmer-
pflanze – der Arzt im Haus

Nach diesen eingehenden Ausführungen über die vielfältigen Heilkräfte und Anwendungsmöglichkeiten der
Aloe vera werden Sie vielleicht auch das Bedürfnis be-
kommen haben, eine eigene Aloepflanze in Ihrem Heim
zu haben. Mir ist es so beim Recherchieren zu diesem
Buch ergangen, und ich freue mich jeden Tag am Anblick dieser kraftvollen Wüstenpflanze. Mit einer Aloe-
vera-Pflanze bereichern Sie nicht nur Ihre Wohnatmo-
sphäre, sondern Sie haben ständig ein wirkungsvolles
Erste-Hilfe-Mittel parat, das bei Verbrennungen, Verbrühungen, Sonnenbrand oder bei Verletzungen sofor-
tige Linderung verspricht. Nicht umsonst wird die Aloe
als Zimmerpflanze auch oft mit den Namen »der Arzt im
Topf« oder »der Arzt im Haus« bezeichnet. Wenn Sie sich
Ihre Kosmetika selbst herstellen möchten, verfügen Sie
mit einer Topfpflanze immer über frischen Aloe-vera-
Saft. Lesen Sie hier, was Sie beim Kauf und bei der Pflege
der Aloe vera beachten sollten, um lange viel Freude an
Ihrer Pflanze zu haben.

Einkauf: Wenn Sie eine Aloe als Zimmerpflanze kultivieren möchten, die Sie auch für medizinische Zwecke
nutzen, müssen Sie beim Kauf unbedingt auf die Arten-
bezeichnung achten. Nur der Saft der Aloe vera oder der

der Gattung Aloe ferox Miller sollten für Heilzwecke verwendet werden. In den hiesigen Gärtnereien oder Gartenzentern werden zumeist die beliebten Zimmerpflanzen der Gattung Aloe aborescens, die Zebra-Aloe (Aloe variegata) oder die Bürstenaloe (Aloe aristata) angeboten. Kaufen Sie daher vorzugsweise bei einer Gärtnerei oder einem Versandhandel ein, der auf Heilpflanzen spezialisiert ist. Sie können die Aloe selbst aus Samen züchten oder sich für eine Topfpflanze entscheiden. Die Topfpflanze sollte eine schöne Rosette haben, die Blätter müssen unbeschädigt sein.

Standort: Die Aloe liebt einen lichtdurchfluteten, sonnigen Standort und viel frische Luft. Bei ständiger, direkter Sonneneinstrahlung kann es sein, daß sich ihre Blätter rostfarben oder gräulich einfärben. Die Aloe gedeiht gut, wenn man ihr am Fensterbrett eines Südfensters einen festen Stammplatz einräumt. Achtung: Die spitzen Blattenden dürfen nirgends anstoßen, sonst werden sie braun. Im Sommer kann man die Aloe gut im Garten oder auf dem Balkon kultivieren. Den Winter über soll die Pflanze an einem kühlen, hellen Ort stehen, die Temperatur darf allerdings nicht weniger als 5° C betragen, denn die Aloe verträgt keinen Frost. Liegt die Temperatur im Winter unter 10° C, bilden sich für das Frühjahr die meisten Blütenknospen.

Blüte und Duft: Die gelb-orangefarbenen Blüten wachsen aufrecht neben den Blattrosetten empor. Ihr Duft ist schwach-lieblich. Die Blüten ähneln denen der Lilien.

Vermehrung: Die Aloe kann einfach durch Ableger vermehrt werden. Zumeist bildet die Aloe am Fuß Ableger, die beim Umtopfen abgenommen werden können. Diese Baby-Aloen sollten Sie auch unbedingt spätestens nach ein bis zwei Jahren Wachstumszeit entfernen, da die Mutterpflanze sonst ausgezehrt wird. Diese Ableger können Sie natürlich wieder eintopfen und Freunden damit ein schönes Geschenk bereiten.

Umtopfen: Die Aloe sollte nur zirka alle drei Jahre umgetopft werden, vorzugsweise im Frühjahr. Dazu wird nährstoffreiche Erde verwendet, der etwas Kies oder Sand beigegeben werden kann, damit sie durchlässiger für Wasser und Luft ist. Baby-Aloen sollten Sie in eine Mischung aus 2/3 Sand und 1/3 Erde eintopfen. Nach dem ersten Gießen sollte das kleine Pflänzchen für zirka zwei Wochen lang nicht mehr gegossen werden. So treibt es schneller Wurzeln in die Erde.

Pflanzenpflege:
- Die Aloe liebt im Sommer viel Wasser, allerdings muß die Erde zwischendurch immer gut austrocknen. Wenn sie zu oft und zu lange in feuchter Erde steht, beginnen ihre Blattansätze zu faulen. Eine solche Pflanze ist dann meist nicht mehr zu retten. Der Blumentopf muß deshalb immer ein Abflußloch verfügen.
- Im Winter gibt sich die Pflanze mit wenig Wasser zufrieden, wenn sie einen kühlen Standort hat.
- Das Gießwasser darf nie direkt in die Rosette gefüllt werden. Gießen Sie vorsichtig nur am Topfrand oder geben Sie das Wasser direkt in den Untersetzer. Benötigt die Pflanze nicht die ganze Wassermenge, können

Sie den Untersetzer nach zirka einer Stunde wieder ausleeren.

- Von Frühjahr bis Herbst kann die Aloe auch gedüngt werden. Kaufen Sie aber biologischen Naturdünger, ansonsten könnten sich schädliche Rückstände chemischer Düngemittel in dem Saft der Aloe befinden.

- Wenn die Blätter von der Spitze her gelb werden, ist die Pflanze womöglich von einem Pilz befallen. Schneiden Sie vergilbte Stellen ab und besprühen Sie die Pflanze mit einer 1:10-Mischung aus ätherischem Öl und Wasser. Pilz- und keimabtötende ätherische Öle sind zum Beispiel Teebaumöl und Lavendelöl. Sie können in das Sprühwasser aber auch Grapefruitkernextrakt geben, der ebenfalls über eine stark antibakterielle, antivirale und antimykotische Wirkung verfügt.

Blatternte: Aloeblätter sollten Sie erst von einer zwei- bis dreijährigen Pflanze ernten. Sie erkennen diese daran, daß sie zirka 30 Zentimeter hoch gewachsen ist. Denn erst der Saft älterer Aloepflanzen verfügt über die ganze Palette wirksamer Inhaltsstoffe. Bei großen Aloeblättern läuft der wertvolle Saft von selbst aus, wenn man das Blatt abschneidet und über einen Auffangbehälter hält. Bei den kleineren Zimmerpflanzen können Sie folgendermaßen vorgehen:

- Schneiden Sie immer zuerst das unterste Blatt ab.

- Ritzen Sie das Blatt der Länge nach mit einem scharfen Haushaltsmesser auf der Blattoberseite ein.

- Jetzt werden die aufgeschnittenen Ränder des Blattes mit den Fingern vorsichtig aufgeklappt.

- Sie können das Gel nun mit einem Spatel vorsichtig aus dem geöffneten Blatt entnehmen und in ein Gefäß geben.
- Das frisch gewonnene Aloegel ist sofort verwendbar: Sie können es direkt auf die Haut auftragen, Drinks mixen oder Ihre persönlichen Kosmetika auf Aloe-vera-Basis herstellen.
- Achtung: Wenn Sie die abführende Wirkung des Aloins nicht möchten, dürfen Sie nur das Gel aus dem geöffneten Blatt herausschaben. Benötigen Sie den Saft mit abführenden Wirkstoffen, so schaben Sie tiefer, da das Aloin im Blattgrün sitzt. Sie können hierfür aber auch die Blattaußenseite mit einem Kartoffelschäler abschaben und die Aloestücke mit einem Messer zerkleinern. Anschließend geben Sie die Stücke mit Fruchtsaft in den Mixer und trinken die Mischung.
- Im Notfall wird ein Aloeblatt abgeschnitten, mit einem Messer geöffnet, aufgeklappt und sofort auf die betroffene Wunde gelegt.

Extra-Tip

Wenn Sie für eine Anwendung nicht den Saft eines ganzen Blattes benötigen, können Sie einfach nur ein kleineres Stück vom Blatt abschneiden. Die Blattwunde schließt sich bei der Aloe rasch von selbst. Das übriggebliebene Blattstück können Sie bei einer Temperatur von 10° C über mehrere Wochen und Monate lagern, ohne daß seine Inhaltsstoffe etwas von der Heilkraft einbüßen. Achtung: Das Aloeblatt darf nicht im Kühlschrank lagern, denn Kälte verträgt es schlecht.

VII Die richtige Anwendung

Aloe vera ist frei von Nebenwirkungen, wenn sie in Reinform als Gel oder Saft und ohne Konservierungsstoffe verwendet wird. Allergische Reaktionen wurden nur bei Produkten beobachtet, die Konservierungsstoffe aus Sulfitverbindungen enthalten, die zum Teil nicht deklarierungspflichtig sind.

1. Dosierung bei innerlicher Einnahme

- Zur vorbeugenden Einnahme genügen zirka 30 Milliliter Aloe-vera-Saft, der vor einer Mahlzeit eingenommen werden sollte.
- Bei akuten Krankheitszuständen, wie zum Beispiel einem grippalen Infekt, kann die Tagesdosis zwischen zwei- bis viermal 30 Milliliter betragen.
- Bei schweren Erkrankungen wie Krebs oder AIDS darf die Dosis bis zu einem halben Liter Aloesaft pro Tag betragen.
- Extrem hohe Dosen können als Injektion aus isolierten Mucopolysacchariden verabreicht werden.

2. Äußerliche Anwendungen

- Aloe vera darf bedenkenlos oft auf die Haut aufgetragen werden. Da es rasch in die Haut einzieht, können Anwendungen bei akuten Hautproblemen alle 20 Minuten wiederholt werden.
- Als vorbeugender Sonnenschutz sollte das Aloegel alle drei Stunden wieder neu aufgetragen werden, da es nach dieser Zeit vollständig von der Haut resorbiert worden ist.

3. Nebenwirkungen und Risiken

Bei der äußeren Anwendung gegen Hautleiden und bei der inneren Einnahme sind keinerlei Nebenwirkungen zu befürchten. Bei der inneren Anwendung muß allerdings darauf geachtet werden, ob der Aloe-vera-Saft das abführende Aloin enthält. Denn die arzneiliche Form der Aloe vera mit dem abführend wirkenden Aloin birgt erhebliche Nebenwirkungen bei Überdosierung oder Langzeiteinnahme in sich:

Nebenwirkungen von Aloe-vera-Präparaten mit Aloin

Arzneiliche Aloepräparate mit dem Wirkstoff Aloin sollten nicht ohne ärztlichen Rat und nicht länger als über einen Zeitraum von ein bis zwei Wochen eingenommen werden. Aloin verfügt über eine stark abführende Wirkung: Durch eine Volumenzunahme des Darminhalts wird die Darmbewegung angeregt. Schon acht bis zwölf Stunden nach der Einnahme aloinhaltiger Präparate treten die Darmentleerungen ein. Aloin sollte nur bei akuter Verstopfung eingenommen werden, wenn eine Ernährungsumstellung keine Erfolge aufwies und wenn Quellstoffpräparate keine Besserung brachten. Durch die Einnahme verfärbt sich in manchen Fällen der Harn rötlich, diese Nebenwirkung ist aber harmlos.

Bei einer Überdosierung oder Langzeiteinnahme kann es zu Kaliummangel kommen, der möglicherweise zu einer Dysfunktion des Herzens führt. Weitere Nebenwirkungen sind Darmträgheit, akute Bauchkoliken und Reizungen der Magenschleimhäute.

Die Einnahme von aloinhaltigen Präparaten sollte daher nur in Absprache mit einem Therapeuten erfolgen.

Achtung Gegenanzeigen!
Aloinhaltige Präparate dürfen nicht eingenommen werden:
- während der Menstruation
- während der Schwangerschaft
- in der Stillzeit
- von Kindern unter zwölf Jahren
- bei allen entzündlichen Erkrankungen des Darms wie zum Beispiel Morbus Crohn, Colitis ulcerosa oder Blinddarmentzündung
- bei Darmverschluß.

Einkaufstips

- Achten Sie darauf, daß das Aloe-Vera-Gel durch die Kaltextraktion gewonnen wurde.
- Zwischen dem Ernten und dem Stabilisieren des Safts sollten nicht mehr als vier Stunden vergangen sein.
- Je nachdem, ob Sie die abführende Wirkung des Aloins möchten, fragen Sie Ihren Anbieter, ob Aloin in seinen Produkten enthalten ist oder nicht, wenn er diese nicht genau deklariert hat.
- Achtung bei amerikanischen Produkten: Nach den Verordnungen der FDA (United States Food and Drug Administration) darf ein Hersteller auf sein Produkt 100 Prozent reiner Aloe-vera-Saft schreiben, auch wenn dieses nur zwei Eßlöffel Aloe-vera-Saft auf einen Liter Wasser enthält!
- Sie erkennen die Reinheit des Safts daran, daß er dick und zäh ist und sehr bitter schmeckt. Ist dies nicht der Fall, handelt es sich keinesfalls um reinen Aloe-vera-Saft, sondern um minderwertige Ware, die vermutlich

---

Achtung Schwedenkräuter!

Das von dem schwedischen Arzt Dr. Samst überlieferte Rezept der Schwedenkräuter enthält auch einen Anteil von zehn Gramm aloinhaltigem Aloe-ferox-Extrakt. Die Einnahme von Schwedenbitter hat deshalb auch oft eine abführende Wirkung. Viele Hersteller bieten deshalb Schwedenkräuter ohne Aloe ferox an. Diese Präparate tragen dann die Aufschrift: »Ohne Abführmittel.«

durch den Zusatz anderer Aromastoffe gestreckt worden ist.

- Das Produkt sollte nicht mit chemischen Konservierungsstoffen versehen sein. Zur Konservierung können auch Naturstoffe wie Honig und Propolis verwendet werden.

VIII Aloe vera in der Schönheitspflege

Neuere Untersuchungen und Tests haben ergeben, daß die Heil- und Hautpflegekraft der Wüstenlilie nicht von ungefähr kommt. In ihrem äußerst kostbaren Gel wurden rund 160 wertvolle, rein biologische Inhaltsstoffe nachgewiesen. Darunter die besonders wichtigen »Hautvitamine« A, C und E sowie Vitamine des B-Komplexes und diverse Enzyme. Das wertvolle Vitamin E schützt die Haut vor den sogenannten freien Radikalen. Sie bilden sich im Körper durch schädliche Umwelteinflüsse wie zum Beispiel erhöhte UV-Strahlung, Luftverschmutzung oder Nikotin- und Alkoholmißbrauch. Diese krebserregenden Substanzen setzen sich an den Zellwänden ab und vermindern damit das gesunde Zellwachstum des gesamten Organismus. Ebenso enthält das pure Pflanzengel viele essentielle Aminosäuren, Spurenelemente, Mineralstoffe und die für die Haut speziell wirksamen Mucopolysaccharide. Diese Wirkstoffkombination regeneriert und glättet die Haut auf natürliche Weise.

1. Mit Aloe Vera der Hautalterung vorbeugen

Mit zunehmendem Alter verliert die Haut mehr und mehr an Feuchtigkeit und Elastizität. Aber auch eine ungesunde Lebensweise und zu ausgiebige Sonnenbäder oder Solariumbesuche belasten die Haut und laugen sie aus. Die kollagenen Fasern im Bindegewebe werden schwächer, und das Feuchtigkeitsbindevermögen der Haut verringert sich. Die Folge dieser Trockenheitsschäden sind Fältchen, »Krähenfüße« und eine zunehmende Empfindlichkeit der Haut.

Pflegelotionen und Pflegecremes mit Aloe-vera-Gel fördern die Durchblutung und Nährstoffversorgung der Haut bis in ihre tiefsten Schichten. Das pur verwendete Aloe-vera-Gel vermag sogar das Wasserbindevermögen des Bindegewebes zu erhöhen oder wiederherzustellen. Das Aloe-vera-Gel zieht schnell in die Haut ein und hält sie entspannt und elastisch. So kann es auch als Feuchtigkeitsfluid verwendet werden, über das man danach Creme oder Lotion aufträgt.

2. Aloe-vera-Gel als natürliches Schönheitsmittel

Schon seit Jahrtausenden wird das reine Gel der Wüstenpflanze als hochwirksames Hautpflegemittel geschätzt und vielfältig eingesetzt, so zum Beispiel das pure Gel zur Regulation des Feuchtigkeitshaushalts der Haut oder als pflanzlicher Wirkstoffkomplex in einer Vielzahl von Pflegepräparaten und Nahrungsergänzungsmittel. Die wichtigsten Anwendungsgebiete in der Hautpflege sind:

- Auflagen mit purem Aloe-vera-Gel stimulieren das Zellwachstum. Durch die Versorgung mit dem Nährstoffkomplex der Aloe vera wird das natürliche Wachstum neuer, gesunder Zellen beschleunigt und unterstützt.
- Durch die in der Aloe vera befindlichen Enzyme werden abgestorbene Zellen besser von der Hornschicht gelöst. Dadurch können nachfolgend aufgetragene Wirk- und Heilstoffe tiefer in die Haut eindringen und ihre Wirkung besser entfalten.
- Die im Aloe-vera-Gel enthaltene Salicylsäure wirkt schmerzlindernd und antiseptisch. Bei entzündeten Pickeln und kleinen Wunden kann somit die Vermehrung schädlicher Bakterien gehemmt und Infektionen vorgebeugt werden.
- Durch die durchblutungsfördernde Eigenschaft des Aloe-vera-Gels wird die Abheilung von Schwellungen und Entzündungen jeglicher Art gefördert. Bei Insektenstichen mildert es den Juckreiz und kühlt die betroffenen Hautstellen.
- Der hohe Feuchtigkeitsgehalt nährt und schützt besonders trockene, sensible Haut nachhaltig. Das Gel dringt tief in die Haut ein und versorgt das Bindegewebe mit natürlichen Wirkstoffen und zusätzlicher Flüssigkeit.
- Bei Verbrennungen und Verbrühungen der Haut lin-

dert Aloe-vera-Gel sanft den Schmerz und hält das verletzte Gewebe elastisch, so daß es besser abheilen kann. In Mexiko werden bei Sonnenbrand Auflagen mit purem Gel mit großem Erfolg angewendet.

- Da das Aloe-vera-Gel einen leichten natürlichen Sonnenschutzfaktor der Stärke 2 bis 3 besitzt, eignet es sich auch vorbeugend gut gegen Sonnenschäden. Das Gel ist allerdings nicht wasserbeständig und muß nach jedem Bad erneut aufgetragen werden.
- Durch die regelmäßige Anwendung von Aloe-vera-Gel kann fettige und unreine Haut deutlich besser werden. Aloe-vera-Gel reguliert den Fett- und Feuchtigkeitshaushalt der Haut und wirkt gleichzeitig entzündungshemmend gegen Aknepusteln und Pickel.
- In Verbindung mit Algenwirkstoffen, Steinkleegel und Vitamin E wirkt Aloe vera auch vorbeugend gegen Cellulite. Diese Wirkstoffkombination fördert die Entwässerung und die Durchblutung des betroffenen Gewebes.

3. Individuelle Pflege für jeden Hauttyp

Um die Haut richtig zu pflegen und zu nähren, sollten die Produkte und Wirkstoffe speziell auf den entsprechenden Hauttyp abgestimmt sein. Daher steht die genaue Diagnose der eigenen Haut zu Beginn jeder pflegenden, kosmetischen Maßnahme:

Wie erkenne ich meinen Hauttyp?

Um eine genaue Diagnose des momentanen Zustands der Haut zu erlangen, sollten nach der Reinigung zirka 15 Minuten abgewartet werden: In dieser Zeit baut sich der natürliche Säureschutzmantel der Haut wieder auf und ein Mangel beziehungsweise Überschuß an Fett und Feuchtigkeit wird sichtbar. Nach dieser Wartezeit kann der Hauttyp nach folgenden Kriterien bestimmt werden:

Normale Haut
- kein oder nur geringes Spannungsgefühl der Haut
- sanfter, gesund wirkender Glanz und rosiger Teint
- keine fettigen oder schuppigen Partien im Gesichtsbereich.

Mischhaut
- leichtes Spannungsgefühl im Bereich der Wangen und Augen
- dünner Fettfilm auf Stirn, Nase und Kinn

Man teilt die jeweiligen Hauttypen in sechs Grundarten ein
- Normale Haut
- Mischhaut
- Trockene Haut
- Sensible Haut
- Fettende Haut
- Entzündliche Aknehaut.

- einige Unreinheiten oder verstopfte Poren auf Nase und Kinn.

Trockene Haut
- starke Spannung der gesamten Gesichtshaut
- leichte Rötungen im Bereich der Wangen
- schuppige, leicht juckende Hautstellen
- dringender Wunsch, eine Creme aufzutragen.

Sensible Haut
- intensive Rötungen, die teilweise leicht anschwellen können
- starkes Spannungsgefühl im ganzen Gesicht
- schmerzhafte, juckende Hautpartien.

Fettende Haut
- öliger Fettglanz im gesamten Bereich der Gesichtshaut
- kein oder nur sehr geringes Spannungsgefühl
- kein Bedarf oder Wunsch nach zusätzlicher Creme.

Entzündliche Aknehaut
- gerötete, schmerzhafte Partien im gesamten Gesicht
- starker Fettglanz mit dünnem Ölfilm
- starkes Auftreten von Unreinheiten und Pusteln im Bereich der Wangen.

Sonderform: Seborrhöe sicca
Eine spezielle Form der Aknehaut ist die Seborrhöe sicca, auch als trockene Seborrhöe oder Kleienflechte

bekannt. Die Haut ist fettig, besitzt zuwenig Feuchtigkeit, neigt zu Schuppenbildung und fühlt sich gespannt an. Ihr muß vor allem Feuchtigkeit zugeführt werden, was mittels Aloe-vera-Gel geschehen kann. Damit reguliert sich auch der Fetthaushalt der Haut.

Wieviel und welche Pflege ist sinnvoll ?

Gepflegte, gesunde Haut besitzt eine natürliche Schönheit und benötigt daher wenig Make-up oder andere abdeckende Kosmetika. Um ein schönes und gleichmäßiges Hautbild zu erhalten, ist es nötig, die Haut zu

---

Das tägliche Pflegeprogramm für schöne Haut

• Reinigen:

Am besten mit einer auf den Hauttyp abgestimmten sanften Reinigungsmilch. Sie reinigt die Haut gründlich von Staub und Fett, ohne sie auszutrocknen. Eine naturbelassene Reinigungsmilch auf sanfter Ölbasis eignet sich auch zum Abschminken der Augenlider und Wimpern sehr gut.

• Erfrischen:

Die Anwendung von Gesichtswasser nach der Reinigung tonisiert die Haut und entfernt etwaige Reste der Reinigungsmilch. Dadurch kann sich der körpereigene Säureschutzmantel nach der Reinigung etwas schneller wieder aufbauen.

• Pflegen:

So vorbereitet, kann die Haut die Wirkstoffe der jeweiligen Creme oder Lotion tief aufnehmen und verarbeiten. Nun wird eine dem Hauttyp entsprechende Tages- oder Nachtcreme aufgetragen, um die Haut zu nähren und zu pflegen.

---

reinigen, zu erfrischen und individuell zu pflegen. Diese drei Schritte sollten zur täglichen Körperpflege gehören wie das Zähneputzen.

Zur besonderen Intensivpflege der Haut können Gesichtsmasken und dem Hauttyp entsprechende Pflegepackungen eingesetzt werden. Sie nähren und durchfeuchten betroffene Hautpartien tief und nachhaltig. Zudem gibt es eine Vielzahl spezieller Pflegepräparate zur unterstützenden Behandlung von besonders beanspruchten Gesichts- und Körperhautpartien.

Auch hier leisten die Wirkstoffe der Aloe vera besonders wertvolle Dienste.

4. Fertigprodukte für Gesundheit und Schönheit

Aloeprodukte können leicht selbst hergestellt werden. Wer jedoch keine Zeit, Lust oder Muße zum Selbermachen hat, kann unbedenklich auf eine ganze Palette von Fertigprodukten zurückgreifen.

Wenn Sie keine Zimmerpflanze kultivieren möchten, können Sie auf Vorbestellung sogar einzelne frische Aloeblätter über den Handel beziehen, die kühl gelagert bis zu mehreren Monaten haltbar sind. Vorbestellungen für frische Blätter nehmen auch einige Reformhäuser entgegen.

Darüber hinaus gibt es auch eine eigens für die Aloe vera entwickelte Sprühpumpe, mit der Sie den Extrakt eines ganzen Blattes abfüllen können.

Fast jedes Körperpflegeprodukt ist mittlerweile auch mit dem Zusatz von Aloe vera erhältlich. Hier ein kleiner Überblick:

Für die äußerliche Anwendung
- Aloe-vera-Gel
- Frischzellenextrakt
- Gesichtsöl
- Hautöl
- Massageöl
- Gesichtswasser
- Reinigungsmilch
- Tagescreme
- Nachtcreme
- Augenbalsam
- Hautspray
- Sonnenmilch
- After Sun
- Gesichtsmasken
- Hautkonzentrate
- Haarshampoo
- Haarspülung
- Haarfestiger
- Zahnpasta
- Flüssigseife
- Seife
- Duschgel
- Badezusatz
- Lippenpflegestift
- Deodorant

- Rasierwasser
- Babypflege
  und last not least:
- Allzweckreiniger.

Für die innerliche Anwendung
- Saft pur
- Saft mit Obstkonzentraten zur Geschmacksverbesserung
- Frischzellenextrakt
- Trinkkuren
- Teebeutel

5. Rezepte für kosmetische Anwendungen

Die nachfolgende Rezepte bieten für jeden Hauttyp die entsprechenden Pflegeprodukte, die einfach und schnell zubereitet werden können. Sie sind weitaus kostengünstiger als die im Handel erhältlichen Kosmetika und enthalten keine schädlichen Konservierungsstoffe. Oftmals haben diese selbstgemachten Pflegemittel eine höhere Wirkstoffkonzentration. Die Zutaten werden individuell je nach Hautbild ausgewählt und kombiniert.

Sanfte Reinigung mit Aloe vera

Die folgenden Rezepte enthalten als flüssigen Anteil destilliertes Wasser oder Blütentinkturen. Sie sind da-

Das sollten Sie bei der Herstellung von Cremes beachten

- Cremes bestehen aus einem öligen und einem wäßrigen Anteil. Diese beiden Komponenten stoßen sich eigentlich gegenseitig ab. Das heißt, man braucht zur Herstellung einer sahnigen Creme einen Emulgator. Dieser macht das Öl »wasserfreundlich«, auch hydrophil genannt. Durch Zugabe des Emulgators verbinden sich alle öligen und wäßrigen Zutaten der Creme und ergeben dadurch eine homogene Emulsion.

- Als Emulgator zeichnet sich Tween 80 durch seine gute Hautverträglichkeit aus. Er wird auch in Apotheken oft zur Herstellung von Heilsalben verwendet. Dieser Emulgator ist eine klare, ölige Flüssigkeit, von der bereits eine geringe Menge genügt, um eine gleichmäßige Emulsion zu erhalten.

- Je höher der Flüssigkeitsanteil einer Emulsion ist, desto »leichter« wird sie. Für fette, unreine Haut sind diese dünnflüssigen Cremes und Lotionen besonders gut geeignet, da sie wenig Ölanteile enthalten und die Haut nicht zusätzlich mit Fett belasten. Bei Cremes für trockene, reife Haut sollte der Ölanteil etwas höher sein, da die Haut so besser genährt und geschützt wird.

- Zur Erhöhung der Haltbarkeit genügen einige Tropfen Vitamin E. Dieses Vitamin schützt die Creme einerseits vor dem Zerfall durch Sauerstoffzufuhr und ist zudem sehr wirksam gegen Viren und Bakterien. Allerdings macht auch die Zugabe von Vitamin E eine Creme ohne künstliche Konservierungsstoffe nicht unbegrenzt haltbar. Sollte sie ranzig riechen oder schadhaft aussehen, so darf die Creme nicht mehr verwendet werden. Vitamin E erhalten Sie in Pulver- oder Tropfenform in der Apotheke oder in Drogerien.

durch in der Herstellung preiswerter als Cremes mit reinem Aloe-vera-Saft. Sollten Sie zum ersten Mal Ihre Naturkosmetik selbst herstellen, bietet sich diese Variante an, da die verwendeten Rohstoffe nicht so teuer sind, falls es nicht auf Anhieb gelingt. Für die »Rührprofis« unter Ihnen werden jedoch auch exklusive Rezepte, die zum Großteil aus Aloe-vera-Wirkstoffen bestehen, aufgeführt.

Reinigungsmilch für normale Haut und Mischhaut
50 g Orangenblütenwasser
30 g Süßmandelöl
 8 g Kakaobutter
 5 g Tween 80
 5 ml Aloe-vera-Frischzellenextrakt

Reinigungsmilch für trockene, empfindliche Haut
50 g Rosenblütenwasser
30 g Avocadoöl
 8 g Kakaobutter
 5 g Tween 80
 5 ml Aloe-vera-Frischzellenextrakt

Reinigungsmilch für fette Haut und Aknehaut
50 g Lavendelblütenwasser
30 g Sonnenblumenöl
 8 g Kakaobutter
 5 g Tween 80
 5 Tr Teebaumöl
 5 ml Aloe-vera-Frischzellenextrakt

Das Öl mit der Kakaobutter und dem Tween 80 im Wasserbad auf zirka 70° C erwärmen. Gleichzeitig das jeweilige Blütenwasser in einem separaten Gefäß ebenfalls auf 70° C erwärmen. Wenn alle Zutaten die benötigte Temperatur erreicht haben, das heiße Blütenwasser tropfenweise in die Fettphase der Reinigungsmilch einrühren. Die dabei entstehende Emulsion weiterrühren, bis sie auf Handwärme abgekühlt ist. In die eingedickte, handwarme Milch den Aloe-vera-Frischzellenextrakt zusammen mit dem Teebaumöl mischen und in ein Fläschchen abfüllen. Diese Reinigungsmilch sollten Sie in vier bis sechs Wochen verbrauchen.

Die richtige Anwendung:
Befeuchten Sie vor der Reinigung Ihr Gesicht, Hals und Dekolleté mit warmem Wasser. Tragen Sie reichlich Reinigungsmilch auf die angefeuchtete Haut auf und massieren Sie die Haut, an der Stirn beginnend, in leichten Kreisen von oben nach unten. Nach der Reinigung die Haut mit reichlich warmem Wasser abspülen und sanft trocken tupfen.

Extra-Tip
Um die Hautreinigung zu verbessern, kann man die Reinigungsmilch mit einem weichen Gesichtsbürstchen kreisförmig sanft einmassieren.
Vorsicht: Gesichtsbürstchen nicht bei entzündlicher Akne oder sensibler Haut anwenden!

Erfrischende Gesichtswasser für jeden Hauttyp

Nachdem Sie Ihre Haut gründlich gereinigt haben, ist es wichtig, den natürlichen Säureschutzmantel wiederherzustellen. Diesen Vorgang können Sie durch die Benutzung eines individuellen Gesichtswassers unterstützen.

Gesichtswasser für normale Haut und Mischhaut
100 ml Rosenwasser
 50 ml destilliertes Wasser
  3 ml Aloe-vera-Frischzellenextrakt

Gesichtswasser für trockene und sensible Haut
100 ml Rosenwasser
 50 ml Orangenblütenwasser
  3 ml Aloe-vera-Frischzellenextrakt

Gesichtswasser für fette Haut und Aknehaut
100 ml Hamamelistinktur
 50 ml destilliertes Wasser
  2 ml Myrrhetinktur
  3 ml Aloe-vera-Frischzellenextrakt

Alle Zutaten in eine Glas- oder Plastikflasche füllen und vor jedem Gebrauch gründlich schütteln. Dieses Gesichtswasser ist zirka sechs Monate haltbar.

Die richtige Anwendung:
Morgens und abends nach der Reinigung sollten Sie regelmäßig Gesichtswasser benutzen. Dazu befeuchten

Sie einen Wattepad mit Gesichtswasser und reiben damit Gesicht, Hals und Dekolleté sanft ab.

Leichte Tagespflege mit Aloe vera

Am Tag sollte die Haut mit einer leichten, lotionsartigen Pflegecreme versorgt werden. Eine zu fette Creme läßt die Haut bei körperlichen Aktivitäten leicht schwitzen, und es entsteht ein Wärmestau zwischen Cremeschicht und Haut. Dieser Temperaturstau sollte vermieden werden, da er die Bildung geplatzter Äderchen begünstigt und das Gewebe schädigen kann. Als Zusatz in Tagescremes bieten die Wirkstoffe der Aloe vera natürlichen Schutz gegen schädliche Umwelteinflüsse.

Exklusives Feuchtigkeitsfluid

Als exklusives Feuchtigkeitsfluid eignet sich Aloe-vera-Gel, das vor der üblichen Tagescreme angewendet wird. Das Gel sollte man zirka zehn Minuten lang einziehen lassen. Danach wird wie gewohnt die Tagescreme aufgetragen. Bei sehr fetter Haut kann als Tagespflege auch nur das pure Aloe-vera-Gel verwendet werden.

Tagescreme für normale Haut und Mischhaut
25 ml Süßmandelöl
30 ml Orangenblütenwasser
15 g Lanolin (Wollwachs)
10 ml Aloe-vera-Frischzellenextrakt

Tagescreme für trockene und sensible Haut
25 ml Weizenkeimöl
30 ml Rosenwasser
15 g Lanolin (Wollwachs)
10 ml Aloe-vera-Frischzellenextrakt

Tagescreme für fette Haut und Aknehaut
20 ml Traubenkernöl
30 ml Hamamelistinktur
15 g Lanolin (Wollwachs)
10 ml Aloe-vera-Frischzellenextrakt

Das Öl mit dem Lanolin im Wasserbad auf zirka 60° C erwärmen. Tropfenweise die ebenfalls auf 60° C erwärmte Hamamelistinktur einrühren, bis alle Zutaten eine sahnige Emulsion ergeben. In die fertige, handwarme Tagescreme den Aloe-vera-Frischzellenextrakt mischen und in einen Cremetiegel abfüllen.

Haltbarkeit
Wasserhaltige Cremes haben eine geringe Haltbarkeit. Verwenden Sie diese Tagescreme nicht länger als drei Monate, und benutzen Sie zur Entnahme stets einen sauberen Spatel oder Teelöffel, damit keine Keime in den Cremetiegel gelangen. Sollten Sie einmal mehr Creme hergestellt haben, als Sie benötigen, bewahren Sie die Reste einfach im Kühlschrank auf.

Intensive Pflege für die Nacht

In der Nacht befindet sich der gesamte Organismus in der Ruhe- und Erholungsphase. Jetzt nimmt die Haut die angebotenen Wirkstoffe tiefer auf und kann diese im entspannten Zustand optimal verwerten. Daher sollte eine Nachtcreme etwas mehr Fett- und Pflegestoffanteile besitzen als die Tagescreme. So genährt und gepflegt wird die Haut im Schlaf schön und gesund.

Nachtcreme für normale Haut und Mischhaut
30 ml Aprikosenkernöl
20 ml Orangenblütenwasser
15 g Lanolin (Wollwachs)
15 ml Aloe-vera-Frischzellenextrakt

Nachtcreme für trockene und sensible Haut
30 ml Avocadoöl
20 ml Lavendelblütenwasser
15 g Lanolin (Wollwachs)
15 ml Aloe-vera-Frischzellenextrakt

Nachtcreme für fette Haut und Aknehaut
25 ml Sonnenblumenöl
25 ml Orangenblütenwasser
15 g Lanolin (Wollwachs)
15 ml Aloe-vera-Frischzellenextrakt

Das Öl mit dem Lanolin im Wasserbad auf zirka 60° C erwärmen. Tropfenweise die ebenfalls auf 60° C erwärmte jeweilige Blütentinktur einrühren, bis alle Zutaten eine sahnige Emulsion ergeben. In die fertige, handwarme Nachtcreme den Aloe-vera-Frischzellenextrakt mischen und in einen Cremetiegel füllen.

Das richtige Öl für jede Haut

Je nach Hauttyp kann die pflegende Wirkung einer Creme durch die richtige Wahl des enthaltenen Pflanzenöls gesteuert und verstärkt werden. Folgende Pflanzenöle eignen sich sehr gut für natürliche Pflegeprodukte:

- Für normale Haut und Mischhaut:
  Sonnenblumenöl, Aprikosenkernöl und Süßmandelöl.
- Für trockene und sensible Haut:
  Avocadoöl, Johanniskrautöl, Weizenkeimöl und Olivenöl.
- Für fette Haut und Aknehaut:
  Jojobaöl, Nachtkerzenöl und Traubenkernöl.

Exklusive Aloe-vera-Pflegecremes

In diesen Mischungen wird purer Aloe-vera-Saft statt Wasser als flüssiger Bestandteil der Cremes eingesetzt. Er verfügt über eine besonders pflegende und heilende Wirkung für jedes Hautbild. Durch die Zugabe des Safts erhalten Sie eine exzellente und hochwirksame Pflegecreme, die den Preis ihrer Zutaten wirklich wert ist.
Aloe-vera-Saft nicht zu stark erhitzen!
Damit die im Pflanzensaft enthaltenen Wirkstoffe nicht zerstört oder in ihren Pflegeeigenschaften vermindert werden, dürfen die flüssigen Anteile der nachfolgenden Cremes nur bis 45° C erhitzt werden.

Exclusive Nachtcreme für normale Haut und Mischhaut
40 ml Traubenkernöl
35 ml Aloe-vera-Saft
20 g Kakaobutter
10 ml Aloe-vera-Frischzellenextrakt

Nährende Nachtcreme für trockene und sensible Haut
40 ml Johanniskrautöl
35 ml Aloe-vera-Saft
20 g Kakaobutter
10 ml Aloe-vera-Frischzellenextrakt

Harmonisierende Nachtcreme für fette Haut und Aknehaut
35 ml Nachtkerzenöl
35 ml Aloe-vera-Saft
20 g Kakaobutter
10 ml Aloe-vera-Frischzellenextrakt

Das Öl mit der Kakaobutter im Wasserbad erwärmen, bis beide Zutaten flüssig sind. Tropfenweise den auf 45° C erwärmten Aloe-vera-Saft einrühren, bis alle Zutaten eine sahnige Emulsion ergeben. In die fertige, handwarme Nachtcreme den Aloe-vera-Frischzellenextrakt mischen und in einen Cremetiegel abfüllen.

Die richtige Anwendung von Tages- und Nachtcreme:
Aus dem Tiegel etwa eine haselnußgroße Menge Nachtcreme mit einem Spatel oder sauberen Teelöffel entnehmen. Die Creme auf dem gründlich gereinigten Gesicht, Hals und Dekolleté sanft und gleichmäßig verteilen.

112

Nach zirka zehn Minuten ist die Creme vollständig in die Haut eingezogen. Eventuelle Cremeüberschüsse, die jetzt noch auf der Haut zu sehen sind, werden von ihr nicht mehr aufgenommen und können deshalb mit einem Papiertuch leicht abgetupft werden.

Intensivpflege

Unterstützend zur täglichen Hautpflege kann man einmal in der Woche einen Abend zur ganz besonderen Schönheitspflege einplanen. Hierbei steht die intensive Reinigung und Pflege der Gesichtshaut im Vordergrund. Gönnen Sie sich diesen Pflegeabend, und widmen Sie sich doch einmal ausschließlich Ihrer eigenen Pflege und Schönheit!

Sanfte Peelings zur Tiefenreinigung

Herkömmliche Peelings besitzen kleine, abgerundete Schleifkörperchen, um die abgestorbenen Hornschüppchen auf der Haut zu entfernen. Sie sind als Pasten, Pulver oder Cremes erhältlich. Leider sind diese Peelings oftmals zu aggressiv für trockene und empfindliche Haut. Sie können Risse und Kratzer in der Haut hinterlassen, die sich eventuell entzünden. Selbstgemachte Peelings hingegen können individuell auf den Hauttyp abgestimmt werden und reinigen die Haut sanft, aber trotzdem porentief. Hier einige Rezepte, die schnell und einfach herzustellen sind:

Leinsamenpeeling für normale Haut und Mischhaut
3 EL fein gemahlenen Leinsamen
2 EL heißes Wasser
1/2 EL Olivenöl
5 Tr Aloe-vera-Frischzellenextrakt
Leinsamen kann bei allen Hauttypen mit gutem Erfolg
eingesetzt werden. Er fördert die Durchblutung und
Entgiftung der Haut und macht sie geschmeidig, schön
und zart.

Weizengrießpeeling für trockene und sensible Haut
2 EL feiner Weizengrieß
1 EL heißes Wasser
1 EL Jojobaöl
5 Tr Aloe-vera-Frischzellenextrakt
Für trockene und sensible Haut ist Weizengrieß eine
Wohltat. Er reinigt die Haut intensiv, ohne sie zu reizen
oder zu zerkratzen.

Haferpeeling für fette Haut und Aknehaut
2 EL gemahlener Hafer
1 EL Nachtkerzenöl
1 EL heißes Wasser
5 Tr Aloe-vera-Frischzellenextrakt
Dieses Peeling wirkt durch den Hafer leicht entzündungshemmend, da er Kieselsäure enthält. In Verbindung mit dem Aloe-vera-Frischzellenextrakt unterstützen die Wirkstoffe des Hafers das Abheilen von Pickeln
und anderen Hautunreinheiten.

Das jeweilige Getreide wird mit Wasser und Öl angerührt, bis ein homogener Brei entsteht. Dann fügt man tropfenweise den Aloe-vera-Frischzellenextrakt hinzu.

Die richtige Anwendung:
Das Peeling mit den Fingern auf die feuchte Haut von Gesicht, Hals und Dekolleté auftragen. In sanften Kreisen und mit leichtem Druck die Haut einige Minuten massieren. Danach das Peeling mit reichlich warmem Wasser abwaschen.

Empfindliche Haut
Wer eine so empfindliche Haut hat, daß kein Peeling verwendet werden darf, kann einen ähnlichen Effekt mit einem feuchten Frottee-Waschhandschuh erzeugen. Massieren Sie die Haut in sanften Kreisen mit dem Handschuh. Durch die etwas rauhe Struktur des Frottees werden die oberen Hornschüppchen abgetragen.

Aloe-vera-Gesichtspackungen für jeden Hauttyp

Nachdem die Haut durch ein vorhergehendes Peeling von den abgestorbenen Hornschüppchen befreit wurde, ist sie nun bestens für eine nährstoffspendende Gesichtspackung vorbereitet.
Packungen und Masken nähren die Haut besonders intensiv und anhaltend. Da man sie für jede Anwendung frisch anrührt, versorgen sie die pflegebedürftige Haut mit neuer Lebenskraft und regenerieren so auch ange-

griffenes Gewebe auf natürliche Art. Folgende Packungen bieten eine gesunde und preisgünstige Alternative
zu den im Handel erhältlichen Fertigprodukten. Darüber hinaus sind sie einfach in ihrer Herstellung:

*Straffende Pflegepackung für normale Haut
und Mischhaut*
3 EL Dickmilch
1/4 geriebener Apfel
2 ml Aloe-vera-Frischzellenextrakt

Zellregenerations-Packung für trockene und sensible Haut
2 EL Sahnejoghurt
2 EL zerdrücktes Avocadomark
2 ml Aloe-vera-Frischzellenextrakt

Porenverfeinernde Packung für fette Haut und Aknehaut
2 EL Quark
1/2 TL Apfelessig

116

1/2 TL Traubenkernöl

2 ml Aloe-vera-Frischzellenextrakt

Mischen Sie alle Zutaten zu einem gleichmäßigen Brei und verteilen Sie die Masse zirka messerrückendick auf der Haut. Bei jeder Anwendung Hals und Dekolleté mit einbeziehen. Nach der Einwirkzeit von 20 bis 40 Minuten die Packung mit lauwarmem Wasser wieder abspülen. Danach die Haut mit Gesichtswasser erfrischen und die jeweilige Pflegecreme auftragen.

Körperpackungen

Auch als Körperpackung oder Pflegelotion eignen sich diese Packungen bestens: Verdreifachen Sie die Zutatenmengen einfach und verwenden Sie die Rezepte für Körperpackungen. Nach dem Auftragen in ein Laken hüllen und mindestens 40 Minuten lang ruhen. Danach die Haut kurz abbrausen und trocken tupfen.

IX Gesundheitselixier
Aloe vera: Power-Drinks

In der Karibik lautet ein Sprichwort: »An Aloe drink a day keeps any illness away« (Ein Aloe-vera-Drink am Tag hält jede Krankheit ab). Da die Aloe vera die natürlichen Abwehrkräfte des Körpers stärkt, kann er sich bei der regelmäßigen Einnahme einer geringen Menge von Aloe-vera-Saft oder Aloe-vera-Frischzellenextrakt besser vor Bakterien, Viren und Pilzen schützen. Dadurch können eine Vielzahl von Erkrankungen und Stoffwechselstörungen schon im Vorfeld vermieden werden.

Reine Geschmackssache

Da der reine Aloe-vera-Saft sowie der Aloe-vera-Frischzellenextrakt abscheulich schmecken, ist es unangenehm, ihn pur zu trinken. Mit Hilfe von Gemüse- und Obstsäften können Sie jedoch raffinierte Drinks zaubern, die selbst Leckermäulern schmecken.

In den folgenden Rezepten finden Sie sogenannte Power-Drinks mit Aloe-vera-Frischzellenextrakt. Sie unterstützen den gesunden Organismus in seinen täglichen Funktionen und schenken bei Erschöpfung und Ermüdung neue Kraft und Energie.

118

Fresh up

4 cl Limonensirup

10 cl Ananassaft

6 cl Grapefruitsaft

4 ml Aloe-vera-Frischzellenextrakt

Eiswürfel

Alle Zutaten frisch aus dem Kühlschrank in einem Shaker mit Eiswürfeln gut mischen. Den Rand eines hohen Glases mit Wasser befeuchten, in braunen Zucker eintauchen und den erfrischenden Drink mit einer Limettenscheibe garniert servieren.

Coconut-Kiss

10 cl Kokosnuß-Milch

4 cl Mangosaft

2 cl Maracujasaft

3 cl Sahne

4 ml Aloe-vera-Frischzellenextrakt

Eiswürfel

Alle Zutaten frisch aus dem Kühlschrank in einem Shaker mit Eiswürfeln gut mischen und anschließend in einem hohen Glas servieren. Dekorieren Sie das Glas mit einem Spieß mit Cocktailkirschen und kleinen Mangoscheibchen.

Karibische Träume

1 Scheibe frische, geschälte Mango

1 Scheibe Ananas

20 cl frisch gepreßten Orangensaft

4 cl Grenadinesirup

4 ml Aloe-vera-Frischzellenextrakt
zerstoßene Eiswürfel
Die Ananas mit der Mangoscheibe und dem zerstoßenen
Eis pürieren. Dann den Orangensaft und den Sirup mit
dem Aloe-vera-Frischzellenextrakt hinzufügen und im
Shaker gut vermischen. In einem stilvollen, bauchigen
Glas servieren und mit einem Fruchtspieß nach Wahl
verzieren.

Red Power
8 cl Tomatensaft
2 cl Sangrita
oder einen Spritzer Tabascosoße
3 cl Karottensaft
4 cl Rote-Beete-Saft
4 ml Aloe-vera-Frischzellenextrakt
Kräutersalz, weißer Pfeffer
Eiswürfel
Damit der Drink seine belebende Wirkung voll entfalten
kann, sollten die verschiedenen Gemüsesäfte sehr kühl
aufbewahrt werden. Alle Säfte mit den Gewürzen in
einem Shaker gründlich vermischen. Füllen Sie den fer-
tigen Drink in ein großes Becherglas und geben sie die
Eiswürfel dazu. Zum Garnieren kann man Stangenselle-
rie mit einer Karottenscheibe am Glasrand verwenden.

Aloe-vera-Drinks für ganz besondere Anlässe

Für feierliche Anlässe oder einfach als entspannender
Tagesabschluß kann man den Drinks auch einen Schuß
Alkohol zusetzen. Geringe Mengen davon schaden dem
Aloe-vera-Frischzellenextrakt keinesfalls und mit etwas
braunem Rum oder Tequilla kommt auch zu Hause die
richtige Urlaubsstimmung auf.

Mai Tai Spezial
1 ganze Limette
4 cl Gin
4 cl Tonicwater
4 ml Aloe-vera-Frischzellenextrakt
zerstoßenes Eis
Die Limette auspressen und den Saft mit den restlichen
Zutaten in den Shaker geben. Alles gut schütteln und in
einem kleinen Whiskyglas mit gezuckertem Rand anrichten. Mit einer Limettenscheibe garnieren.

Tequilla Sunrise

20 cl Blutorangensaft

4 cl Orangensaft

4 cl Tequilla, weiß

4 ml Aloe-vera-Frischzellenextrakt

zerstoßenes Eis

Den Tequilla mit dem Blutorangensaft und dem Eis im Shaker mischen. Den hellen Orangensaft in ein hohes Glas einfüllen und den Inhalt des Shakers vorsichtig daraufgießen. Geben Sie die Mischung so langsam ins Glas, daß sich die beiden Säfte nicht vermischen. So erzeugt man einen kleinen Sonnenaufgang im Glas. Zum Dekorieren können Sie eine Orangenscheibe und ein Papierschirmchen verwenden.

Copacabana Nights

10 cl Ananassaft

2 cl Limettensirup

4 cl Maracujasaft

2 cl Blue Curaçao

3 cl brauner Rum

4 ml Aloe-vera-Frischzellenextrakt

zerstoßenes Eis

Alle Zutaten mit dem Eis im Shaker mixen und in einem bauchigem Glas servieren. Zum Garnieren einen Holzspieß, in der Länge eines Schaschlikspießes, mit tropischen Früchten verzieren.

Aloe-vera-Drinks gegen leichte Beschwerden

Nicht nur zur Gesundheitsvorsorge können die wertvollen Wirkstoffe der Aloe vera hilfreich eingesetzt werden.
Auch bei leichteren Erkrankungen und allgemeinen
Schwächezuständen können Sie die jeweiligen Beschwerden lindern und zu einer besseren Ausheilung der
Krankheit beitragen.
Diese Power-Drinks, die speziell auf besondere Beschwerden und Erkrankungen abgestimmt sind, sollten nach
Abklingen der Krankheitserscheinungen abgesetzt werden. Nach der Genesung können Sie dann auch wieder
die allgemeinen Drinks zur Abwehrstärkung zu sich nehmen.

Der Power-Drink gegen erhöhten Cholesterinspiegel
10 ml Aloe-vera-Frischzellenextrakt
50 ml Knoblauchsaft
Fruchtsaft oder Gemüsesaft je nach Geschmack
Diese Mischung sollten Sie dreimal täglich trinken. Die
Menge des zugesetzten Frucht- oder Gemüsesafts können Sie je nach Geschmack wählen, da die Mischung aus

Aloe-vera-Frischzellenextrakt und Knoblauchsaft leider abscheulich schmeckt – aber sehr gut wirkt!

Gegen Erschöpfung und Kreislaufschwäche
  30 ml Guaranapulver
  50 ml Aloe-vera-Frischzellenextrakt
150 ml Orangensaft
Alle Zutaten gut verrühren und in drei Portionen über den Tag verteilt trinken. Das Guaranapulver verfügt über dieselben belebenden Eigenschaften des Koffeins, belastet jedoch den Kreislauf nicht negativ.

Rezeptur zur Gewichtsverminderung
20 ml Spargelsaft
15 ml Artischockensaft
10 ml Sauerkrautsaft
30 ml Kartoffelsaft
50 ml Aloe-vera-Frischzellenextrakt
Alle Säfte gut vermischen und in drei Portionen über den Tag verteilt trinken. Dieser Saftmix regt die Verdauung und den Stoffwechsel an. Dadurch verbrennt der Körper die zugeführten Kalorien besser und verliert langsam an Gewicht.

Gewichtsreduzierung mit Aloe vera

Der empfohlene Aloe-vera-Drink zur Gewichtsreduzierung sollte im Rahmen einer vernünftigen Diät zur Unterstützung angewendet werden. Um eine dauerhafte Gewichtsreduktion zu
erlangen und das reduzierte Gewicht auch zu halten, hilft
allerdings nur, die Ernährung so umzustellen, daß dem Körper
ausschließlich die Kalorien zugeführt werden, die er tatsächlich täglich benötigt.

X Aloe vera in anderen Heilsystemen

Die Aloe vera wird nicht nur in der Phytotherapie verwendet. Es gibt viele andere Heilsysteme, die den Ausgangsstoff einer Pflanze dazu verwenden, um aus ihm in einem bestimmten Verfahren eine andere Arznei herzustellen. Bei der Herstellung von Bachblüten werden die Pflanzenbestandteile zum Beispiel in reines Quellwasser gelegt und der Sonneneinstrahlung ausgesetzt. So soll die Heilschwingung der Pflanze in das Wasser übergehen. In der Homöopathie werden die Ursubstanzen verdünnt und verschüttelt, so daß die heilende Information der Pflanze in die Arznei übergeht. In beiden Heilsystemen hat Aloe vera längst einen Stammplatz.

1. Aloe vera in der Homöopathie

Auch in der Homöopathie hat die Aloe vera bereits eine jahrhundertealte Tradition. Die Homöopathie ist ein ganzheitliches Heilsystem, das mit seinen Mitteln die geistige Information, die in einer Pflanze, einem Mineral oder einem Tier enthalten ist, an den menschlichen Organismus weitergibt. Genau diese Information fehlt dem Menschen, der an einem bestimmten Leiden erkrankt ist.

Homöopathische Arzneien werden in der »Materia Medica« beschrieben, einer umfangreichen Stoffsammlung der homöopathischen Arzneimitteltestung. Wird Aloe vera als konstitutionelles Arzneimittel in der Homöopathie eingesetzt, so zeigt der Patient einige der folgenden geistigen und körperlichen Symptome, die dann durch die Gabe der homöopathisch aufbereiteten Aloe vera geheilt werden können:

Der Aloe-vera-Typ

Geistige Symptome
- Der Patient glaubt, daß er in Kürze sterben müsse.
- Er weist seine Mitmenschen von sich.
- Jegliche Art von körperlicher Betätigung ist ihm zu wider.
- Es besteht eine Neigung zu geistiger Erschöpfung.

Körperliche Symptome
- heiße, trockene Haut
- Völlegefühl
- krampfartige Leibschmerzen
- Schmerzen in der Lebergegend
- aufgetriebener Bauch durch Gasbildungen, die nicht entweichen können
- Stuhldrang
- anfallsartige Durchfälle
- Hämorrhoiden

• Hitze verschlimmert die Beschwerden.

Neben der konstitutionellen Behandlung wird die Aloe vera in niedrigen Potenzen ab der D 4 auch bei allen Schwächezuständen der Verdauungsorgane verabreicht. Da ab der Potenzierungsstufe D 23 keine molekularen Bestandteile von Pflanzenstoffen nachweisbar sind, ist nicht mehr mit den eventuellen Nebenwirkungen wegen des im Aloe-Extrakt enthaltenen Aloins zu rechnen.

Als äußerliche Wundauflage bei Verbrennungen durch Hitze, Sonneneinwirkung und Röntgenstrahlen vermischt man die Aloe vera D 4 im Verhältnis 1:10 mit Wasser.

Von einer konstitutionellen homöopathischen Eigenbehandlung sollte man allerdings absehen. Die Homöopathie verfügt über 3000 Medikamente aus dem Tier-, Pflanzen- und Mineralreich, welche jeweils wieder in vielen verschiedenen Potenzierungsstufen verabreicht werden können. Nur ein erfahrener Homöopath kann für Sie das exakt passende Medikament, das Simile, wie es im Fachjargon heißt, herausfinden.

2. Aloe vera als Kalifornische Bachblüte

Auch in einem anderen Heilsystem finden wir die Aloe vera wieder, nämlich als Kalifornische Bachblüte. Die Kalifornischen Bachblüten basieren auf einem Heilsystem, das auf den englischen Arzt Edward Bach zurückgeht: Im Stadium der Vollreife werden die heilenden Blüten geerntet, in eine Glasschale mit reinem Quellwasser gelegt und der Sonnenbestrahlung ausgesetzt, bis sie zu welken beginnen. Dann werden die Blüten herausgenommen und dem Wasser wird zur Konservierung nur noch etwas Alkohol beigemengt. Dieses mit der Heilkraft der jeweiligen Blüte energetisierte Wasser wird dann in kleine Fläschchen abgefüllt. Das Blütenwasser soll direkt auf die Gemütsebene und die Seele des Menschen wirken. Edward Bachs Blütensammlung umfaßt 37 Bachblüten, sowie Quellwasser und die Notfalltropfen. Mittlerweile gibt es aber viele Hundert weitere Blüten, die auf seinem Heilsystem der Blütentherapie und seiner Herstellungsmethode basieren, unter anderen auch die Kalifornischen Blütenessenzen, zu denen die Aloe vera zählt. Als Blütenessenz wird die Wüstenlilie bei totalen Erschöpfungszuständen verabreicht, auch Burn-Out-Syndrom genannt:

Der Aloe-vera-Typ

Der Aloe-vera-Typ hat sich vollkommen mit seiner Arbeit verausgabt, vernachlässigt seine Familie und Mitmenschen und nicht zuletzt auch seine eigenen Bedürfnisse nach Ruhe- und Erholungsphasen. Die Aloe-vera-Blüte verhilft diesem Menschen dazu, seine Energie wieder schöpferisch einzusetzen, damit er auf den Ruf seines Herzens hören kann.

3. Aloe vera in der Hildegard-Medizin

Seit ihrem fünften Lebensjahr soll die heilige Hildegard von Bingen über seherische Kräfte verfügt haben. Mit acht Jahren wurde sie von ihren Eltern in das Benediktinerkloster Disibodenberg im ehemaligen Fürstentum Zweibrücken gegeben. Dort wurde sie Nonne und später auch Äbtissin. Im Jahre 1147/50 gründete sie das Kloster Rupertsberg bei Bingen, wo sie 1179 im Alter von 81 Jahren verstarb. Fast 40 Jahre vor ihrem Tode begann sie mit medizinischen Aufzeichnungen.

Für viele gilt sie nach wie vor als größte Mystikerin aller Zeiten. Ihre Anhänger glauben, daß sie alles Wissen aus Visionen direkt von Gott erhalten habe. Andere sehen in ihr die erste Naturärztin, die medizinisches Wissen aus Europa und dem Orient, unter anderem auch von arabischen Ärzten, gesammelt und akribisch niedergeschrieben haben soll. Immer mehr Ärzte und Heilpraktiker beziehen sich in ihren Therapien auf die nach ihr benannte Hildegard-Medizin, die ausschließlich auf natürliche Heilmittel und Behandlungsmethoden ausgerichtet ist.

Die Eckpfeiler der Hildegard-Medizin

- Eine vernünftige Lebensweise
- die Entgiftung und das Fasten
- die richtige Ernährung nach Rezepten der heiligen Hildegard

- Heilmittel der heiligen Hildegard
- naturheilkundliche Verfahren wie zum Beispiel das Schröpfen oder der Aderlaß
- Edelsteintherapie.

Zur Zeit Hildegards von Bingen war die Aloe zu Heilzwecken bereits in ganz Europa bekannt. Auch von ihr wurde sie vielerlei eingesetzt. Alle Rezepte der heiligen Hildegard beziehen sich natürlich auf den Aloe-vera-Saft, der auch das abführend wirkende Aloin enthält. Damals konnte diese Substanz noch nicht isoliert und vom restlichen Saft getrennt werden. Die heilige Hildegard nutzte die Kraft der Aloeblätter als Auflage bei Geschwüren und Wunden. Mit in Aloesaft getränkten Auflagen heilte sie starken Husten. Als ein wirkungsvolles Medikament gegen Schüttelfrost empfahl sie eine Mischung aus Aloepulver, Andornpulver, Lorbeerpulver und Süßholzpulver. Bei Gelbsucht verabreichte sie das Aloewasser: Hierzu gab sie Aloepulver in reines Quellwasser. Diese Mischung mußte zwölf Stunden stehen bleiben. Der Patient trank dann das Wasser vorsichtig ab, durfte dabei aber den Bodensatz nicht aufwühlen. Nach dreimaliger Einnahme konnte sie die meisten Fälle von Gelbsucht mit dieser einfachen Arznei heilen.

Besonders bei Allergien schätzte Hildegard die Heilkraft der Wüstenpflanze. Allergien konnten früher zwar noch nicht nach unserem heutigen wissenschaftlichen Verständnis diagnostiziert werden, deshalb benannte sie allergische Reaktionen mit der Bezeichnung »Fieber im Magen«. Damit lag sie sicherlich richtig, da Reaktionen, zum Beispiel bei einer Nahrungsmittelallergie, zunächst im Verdauungstrakt ausgelöst werden, wenn der Körper plötzlich an sich harmlose Nahrungsbestandteile als feindlich einstuft und mit einer überhöhten Histaminausschüttung reagiert. Über die Heilung mit Aloesaft, den Hildegard auch als Bärengalle bezeichnete, schrieb sie folgendes nieder:

»Der Saft der Aloe ist warm und hat große Kraft. Wenn jemand täglich starkes Fieber im Magen hat, mache er einen Hanfumschlag mit Aloe, lege ihn auf den Magen und den Nabel, und das Fieber wird weichen. Denn der Geruch stärkt den Körper des Menschen innerlich, ermüdet aber dennoch den Kopf, aber die Ermüdung, die im Kopf des Menschen ist, reinigt es.«

4. Aloe vera in der Tierheilkunde

Auch Tiere können unproblematisch und nebenwirkungsfrei mit Aloe-vera-Gel behandelt werden: Das Gel wird einfach auf die verletzten Hautstellen aufgetragen. Bei Bedarf wird die Behandlung mehrmals täglich wiederholen. Läßt Ihr Haustier die lästige Prozedur nicht über sich ergehen, da es Schmerzen leidet, können Sie folgendermaßen vorgehen: Füllen Sie den Aloesaft einfach in eine Blumensprühflasche und besprühen Sie damit die verletzten Stellen. Haben Sie nur Aloegel vorrätig, vermischen Sie es mit Wasser und geben dann die Lösung in die Blumensprühflasche. Aloe vera hilft Ihrem

Hausgenossen bei Wunden, entzündlichen Hautkrankheiten und bei Verbrennungen jeder Art. Aloe-vera-Saft können Sie Ihrem Haustier aber auch prophylaktisch zur Immunstärkung oder zur Behandlung von Infektionskrankheiten verabreichen. Leider schmeckt der Saft sehr bitter, so daß ihn ein Hund beispielsweise pur nicht trinken wird. Sie können ihn jedoch überlisten, indem Sie den Aloesaft in Fleischbrühe mischen.

In den Vereinigten Staaten von Amerika wurden in der Veterinärmedizin bereits eigene Aloe-vera-haltige Produkte entwickelt, die sich bei den Tierärzten wachsender Beliebtheit erfreuen. So werden dort mit dem Präparat Aloe-Vet-C auch Infektionen bei Kühen behandelt, wie Gebärmutterentzündungen oder Entzündungen der Euter. Normalerweise werden bei solchen Krankheiten immer Präparate mit antibiotischen Substanzen verabreicht. Nach Aussagen amerikanischer Tierärzte ist das Aloepräparat doppelt so wirksam als die herkömmlichen Antibiotika. Darüber hinaus hat es keinerlei Nebenwirkungen.

XI Krankheitsregister von A bis Z

Abszesse

Bei Abszessen handelt es sich um Eiteransammlungen, die sich aufgrund akuter oder chronischer Entzündungen in sämtlichen Körpergeweben bilden und lebensbedrohlich werden können. Im Unterhautzellgewebe befindliche Abszesse lassen sich leichter öffnen und entleeren, wenn man zuvor für sechs bis acht Stunden einen Umschlag mit erwärmtem Aloe-vera-Saft auf die betroffene Stelle legt. Die Auflage wirkt noch besser, wenn Sie in den warmen Aloe-vera-Saft zu etwa gleichen Teilen naturbelassenen Bienenhonig und wenige Tropfen Propolis- und Kamillenextrakt unterrühren. Die Einwirkzeit verkürzt sich bis auf die Hälfte, wenn purer Aloe-Frischzellenextrakt anstatt des Safts verwendet wird. Unterstützend hilft die innerliche Einnahme von Aloesaft, der zu gleichen Teilen mit Propolisextrakt vermengt werden kann. Davon nimmt man dreimal täglich 20 Tropfen vor den Mahlzeiten ein.

Akne

Akne zählt zu den häufigsten Hautirritationen. Neben der bekanntesten Form, die hormonell bedingt von der Pubertät bis etwa zum 25. Lebensjahr auftritt, kann diese Hautkrankheit auch durch den Kontakt mit Chemikalien, Desinfektionsmitteln (Chlor) oder Schmierölen ausgelöst werden. Ebenso kommen Arzneimittel und Kosmetika als mögliche Ursachen in Betracht. Psychische Faktoren und verschiedene Nahrungsmittel spielen manchmal auch eine Rolle. Die Pickel und Pusteln entstehen an den talgdrüsenreichen Hautarealen im Gesicht, am Nacken und Rücken und im Brustbereich. In allen Fällen leiden die betroffenen Jugendlichen und Erwachsenen unter den unansehnlichen und oftmals entzündeten Pusteln und den zurückbleibenden Narben. Schon in der Antike wurde empfohlen, die befallene Haut allabendlich mit Aloe-vera-Saft zu betupfen und diesen über Nacht einwirken zu lassen. Auch hier können Sie dem Saft einige Tropfen Propolisextrakt hinzufügen. Dieselbe Mischung kann auch innerlich angewendet werden. Dazu nehmen Sie vor den Mahlzeiten jeweils 20 bis 30 Tropfen davon ein. In Kombination mit je einem kleinen Glas frischgepreßtem Weizengrassaft, der den Stoffwechsel zusätzlich anregt, wird der gewebereinigende Effekt der Aloe noch gesteigert. Zusätzlich sollten Sie täglich zwei bis drei Gläser Mineralwasser mit je einem Eßlöffel Apfelessig vermischt trinken. Ein weiteres bewährtes Mittel ist Hautreinigungstee, von dem Sie auch mehrere Tassen täglich trinken sollten. Unbedingt zu vermeiden sind zuckerhaltige Getränke, Süßigkeiten, stark gewürzte Speisen und manchmal auch Zitrusfrüchte oder Tomaten. Zur Hautreinigung verwenden Sie keinesfalls herkömmliche Seifen oder alkoholhaltige Gesichtswasser. Inzwischen sind in jedem Naturwarenladen milde pH-neutrale Waschgels erhältlich. Waschen Sie die Haut lieber häufiger mit Obstessigwasser (ein Schuß Obstessig auf eine Schüssel warmes Wasser) oder mit beruhigend wirkenden Kräutertees, beispielsweise Salbei- oder Zinnkrauttee. Danach massieren Sie die noch feuchte Haut leicht mit Frischpflanzencreme ein. Am besten eignet sich eine Creme auf der Grundlage von Kakaobutter oder Sheabutter, angereichert mit Aloe vera, Salbei oder Hamamelis. Hautreizende Peelings dürfen Sie nicht verwenden. Diese können genausogut durch Leinsamen oder Heilerde, mit Wasser oder Tee zu einer Paste verrührt, ersetzt werden.

Allergie

Jede übermäßige Reaktion des Organismus, welche durch wiederholten Kontakt mit bestimmten, im Grunde harmlosen Substanzen hervorgerufen wird, nennt man Allergie. Bei erneutem Kontakt mit der allergieauslösenden Substanz, dem Allergen, bildet der Körper spezielle Antikörper (IgE), die eine immunologische Reaktion auslösen. Dies führt in Sekundenschnelle zur Freisetzung von Histamin und häufig zu den bekannten quaddelartigen Hauterscheinungen, unerträglichem Juckreiz, Fließschnupfen und vielem mehr. Besitzt ein Mensch eine Neigung zu Allergien, so bedeutet das, daß sein Immunsystem in irgendeiner Weise geschwächt ist. Im Grunde kann jeder Stoff zum Allergen werden. Oft handelt es sich allerdings um bestimmte Nahrungsmittel, Gräser- und Blütenpollen, Haare und Ausscheidungen von Tieren, Medikamente, Hausstaub, Milbenkot oder sogar um psychische Probleme. Eine ganzheitliche Therapie sollte also primär darauf abzielen, das Immunsystem des Betreffenden zu stärken und ihn auf psychischer Ebene zu stabilisieren.

Allergische Erscheinungen zeigen sich vorwiegend an Haut und Schleimhäuten von Luftwegen, Augen, Nase und Verdauungstrakt, wo sich der Körper jeweils durch verstärkte Abgabe flüssigen Sekrets vermeintlicher Störenfriede zu entledigen versucht. Da Aloe vera das Immunsystem stärkt und die Histaminproduktion hemmt, ist sie ein ideales Therapeutikum bei Allergien. Sehr empfehlenswert ist eine mehrmonatige Trinkkur nach folgendem Rezept: 5 Milliliter Aloe-vera-Frischzellenextrakt und 10 Tropfen Grapefruitkernextrakt auf zirka 50 Milliliter frisch gepreßten Orangensaft (oder anderen Gemüse- oder Obstsaft) geben. In schwerwiegenden Fällen stets vorsichtig beginnen (ein Glas pro Tag) und die Dosis wöchentlich steigern.

Besonders gute Dienste vermag in solchen Fällen auch die Homöopathie zu leisten, bei der sämtliche Symptome und Eigenarten des Patienten in die Wahl des zutreffenden Mittels mit einbezogen werden. Ebenso empfiehlt sich die Eigenbluttherapie. Dem Patienten wird dabei in

einer Serie von zirka zehn Behandlungen etwas Venen-
blut entnommen und vermengt mit einem sogenannten
Reiztherapeutikum wieder in den Gesäßmuskel injiziert.
Das Immunsystem muß sich nun mit dem somit entstan-
denen »Mini-Bluterguß« beschäftigen und wird dadurch
kräftig mobilisiert. Äußerliche Anwendungen sind bei
allergischen Hautreaktionen lindernd und wohltuend:
Waschen Sie sich mit einer Lösung aus zwei Eßlöffeln
Aloe-vera-Saft auf einen halben Liter warmes Wasser. Aus
dementsprechend größeren Mengen können Sie auch
Teil- oder Vollbäder bereiten. Durch Mischen des Safts
mit hochwertigen pflanzlichen Ölen und Fetten, wie
Kakaobutter oder Sonnenblumenöl, und Hinzufügen
hautberuhigender Kräuteressenzen, wie zum Beispiel
Melissen- oder Lavendelöl, können Sie sich verschiedene
Hautbalsame selbst herstellen: Die Fett- und Flüssigkeits-
anteile werden zunächst getrennt bis auf 55° C erhitzt.
Danach wird das Fett mit der Flüssigkeit im Verhältnis 1:3
verrührt. Die ätherischen Öle werden erst nach dem
Abkühlen auf zirka 35° C hinzugefügt, da sie sich sonst
durch die Hitze verflüchtigen.
Da Aloe vera die Fähigkeit besitzt, der Haut Feuchtigkeit
zuzuführen, Entzündungen zu lindern und Juckreiz zu
stillen, wird sie, ähnlich wie Nachtkerze oder Borretsch,
in Allergiecremes ganz besonders gerne verwendet. Der
unangenehmen Trockenheit und dem meist damit ein-
hergehenden Juckreiz wird so erfolgreich entgegengewirkt. Bei den verschiedenartigsten allergischen Hautreaktionen hat sich auch das Betupfen der Haut mit Eigen-
urin bestens bewährt. Den Urin ganz einfach mehrmals

täglich auf der Haut antrocknen lassen und nicht abwaschen.

Alterserscheinungen

Äußerlich verwendet, wirkt Aloe-vera-Gel degenerativen Erscheinungen wie der Faltenbildung nachweislich entgegen. Es erhält die Elastizität des Hautgewebes und zerstört durch seine antioxidative Wirkung freie Radikale. Zur Verbesserung des Allgemeinzustands alternder Menschen genügt die regelmäßige Einnahme von einem Teelöffel reinem Aloe-vera-Saft pro Tag. Sämtliche Körperfunktionen wie die Verdauung, der Kreislauf oder der Zellstoffwechsel werden durch den Pflanzensaft der Wüstenlilie günstig beeinflußt. Und durchblutungsfördernde, leistungssteigernde pflanzliche Heilmittel wie Taiga- oder Ginsengwurzel, die wie Aloe den Wirkstoff Acemannan aufweisen, können hier noch ihr übriges dazutun.

Anämie

Der medizinischen Wissenschaft sind heute unzählige Formen der Anämie (Blutarmut) mit verschiedensten Ursachen bekannt. Grundsätzlich handelt es sich um eine krankhafte Verminderung roter Blutkörperchen, beziehungsweise des in ihnen enthaltenen roten Blutfarbstoffs Hämoglobin (Hb). Dies kann eine Folge akuten oder chronischen Blutverlustes, zum Beispiel aufgrund von zu starker Monatsblutung oder Hämorrhoiden sein. Meist ist jedoch die Produktion des roten Blutbilds aufgrund diverser Mängel an Spurenelementen im Organismus beeinträchtigt. Neben Mangel an Folsäure und Vitaminen der B-Gruppe ist vor allem Eisenmangel eine der Hauptursachen für Anämie. Da all diese Vitalstoffe mit der Nahrung aufgenommen werden, vermag nur ein vielseitiger Speiseplan den Bedarf zu decken. Aber auch Störungen im Verdauungssystem können die Stoffaufnahme in den Blutkreislauf erheblich behindern. Typische Symptome einer Anämie entstehen durch die Unterversorgung des Gewebes mit Sauerstoff, welcher an rote Blutkörperchen gebunden im Kreislauf transportiert wird: Die Folgen sind Müdigkeit und Erschöpfung, Schlafstörungen, trockene und rissige Haut, Herzklopfen, Schwindel und Ohrengeräusche. Wegen ihres Wirkstoffs Acemannan vermag die Aloe vera den Blutbildungsprozeß äußerst positiv zu beeinflussen. Über einen Zeitraum von drei bis vier Wochen sollten Sie dreimal täglich einen Teelöffel Aloe-vera-Saft zu den Mahlzeiten einnehmen. Haben Sie Aloe-Frischzellenextrakt vorrätig, so geben Sie 4 Milliliter davon auf 50 Milliliter Weizengrassaft und trinken diese Mixtur ebenfalls dreimal am Tag. Unterstützend wirken Präparate aus Eleutherococcus oder Echinacea. Hiervon können Sie jeweils nach den Mahlzeiten 25 Tropfen in etwas Wasser oder Brennesseltee einnehmen. Von der ausgezeichneten blutbildenden Wirkung junger Brennesselblätter profitieren wir besonders im Frühjahr. Frisch

140

gepflückt, am besten aus dem eigenen Garten, schmek-
ken sie vorzüglich in gemischtem Salat. Darüber hinaus
lassen sie sich zudem wie Spinat zubereiten oder einem
Gericht aus gedünstetem Gemüse (insbesondere dunkel-
grünem Blattgemüse) beigeben. In diesem Zusammen-
hang sollte nicht vergessen werden, auch auf die in
Tablettenform erhältliche Mikroalge Spirulina oder Reurella hinzuweisen, da sie das für die Blutbildung äußerst
wichtige Vitamin B_{12} in großen Mengen liefert. Schwarze
Johannisbeeren und Rote Beete fördern ebenfalls die
Blutbildung. Beide sind als naturbelassene Säfte oder
Fertigpräparate erhältlich.

Zur Verbesserung der Sauerstoffaufnahme sollten Sie
täglich Spaziergänge an der frischen Luft, wenn möglich
in Wäldern, an Seeufern oder am Meer unternehmen.

Arteriosklerose

Diese allgemein als »Arterienverkalkung« bekannte Erkrankung stellt heute die häufigste Veränderung der
arteriellen Blutgefäße dar. Zahlreiche innere und äußere
Faktoren zählen zu ihren Auslösern. Cholesterin, Fett-
und Kalkverbindungen lagern sich dabei an bereits vor-
geschädigten Gefäßinnenwänden ab und bewirken so
Verhärtung, Verdickung, Elastizitätsverlust und die Verengung der Arterien. Blutzirkulation und Sauerstoffversorgung der über diese Blutbahnen zu versorgenden
Gewebe werden dadurch stark eingeschränkt. Zu den
Risikofaktoren, die zur Arteriosklerose führen können,

zählen vor allem hoher Blutdruck, erhöhte Blutfett- oder Zuckerwerte, zu saurer Blut-pH-Wert, Nikotin, psychischer Streß oder Belastungen im sozialen Umfeld. Zwar können sämtliche Arterien betroffen sein, besondere Gefahren birgt jedoch die Einengung zuführender Gefäße lebenswichtiger Organe wie Herz und Gehirn. Herzinfarkt beziehungsweise Gehirnschlag können die möglichen Folgen sein.

Schon seit langem ist Aloe-vera-Saft als eines der wichtigsten Therapeutika bei Arteriosklerose bekannt. Bei regelmäßiger Einnahme normalisieren sich sogar die Cholesterinspiegel- und Blutdruckwerte. Nehmen Sie über mehrere Montate dreimal täglich 50 Milliliter Aloe-vera-Saft ein. Zusätzlich hilft der bewährte Weizengrassaft, vermischt mit 5 Tropfen Grapefruitkernextrakt oder ebensoviel Knoblauchsaft. Diese Pflanzenmedikamente helfen, die Gefäßwände glatt und elastisch zu halten und kleinere Ablagerungen sogar langsam wieder aufzulösen. Nebenbei sollten Sie viel Vitamin C in Form von frischem Obst und Gemüse zu sich nehmen und tierische Fette reduzieren, beziehungsweise weitgehend durch hochwertige pflanzliche Öle und Fette ersetzen. Das Gemüse sollte nur kurz gedünstet und keinesfalls lange gekocht werden. Zur Anregung des Kreislaufs und zum Training Ihrer Gefäßmuskulatur können Sie in einer Ihnen angemessenen Weise Sport treiben und sich möglichst viel an der frischen Luft bewegen.

Arthritis

Unter Arthritis versteht man eine akute oder chronische Entzündung von Gelenken. Sie bildet sich durch vorhergehende Verletzungen, Prellungen, Stauchungen oder Infektionen aus gelenknahen Wunden aus. Häufig ist sie Symptom oder Folge verschiedenster Infektions- oder Stoffwechselerkrankungen, wie zum Beispiel Gicht. Viele Arthritiskranke leiden unter der sogenannten rheumatoiden Form, deren Ursache bis heute noch nicht völlig geklärt ist. Sie beginnt meist schleichend mit Kälte-, Schwellungs- und Taubheitsgefühl in den Fingern und Händen, die sich vor allem morgens steif anfühlen und stark schmerzen. Auch das umgebende weiche Gewebe ist hierbei entzündet und geschwollen. In jedem Fall helfen Umschläge mit reinem Aloe-vera-Saft, dem Sie zu gleichen Teilen Arnika- und Teufelskrallentinktur beimengen können. Mit dieser Mischung tränken Sie eine saugfähige Baumwollauflage, die Sie über Nacht auf dem erkrankten Gelenk belassen. Sind kleine Gelenke betroffen, so wird das Gemisch mittels Algenpulver eingedickt und dann auf die schmerzenden Stellen aufgetragen. Bei typisch rheumatischen Beschwerden empfiehlt es sich auch, der Mischung einige Tropfen Rosmarinöl beizugeben. Dadurch wird die Durchblutung zusätzlich stark angeregt.

Grundsätzlich gilt: Bei akuten entzündlichen Prozessen in den Gelenken hilft Kälte in Form von kalten Wickeln oder Eisbeutelauflagen. Bei chronischen Entzündungen sollten die Auflagen warm sein.

Als innerliche Anwendung können Sie folgende Trinkkur durchführen:
Mischen Sie 100 Milliliter Aloe-vera-Saft mit 10 Tropfen
Grapefruitkernextrakt und einer ebensolchen Menge
wäßriger Propolislösung. Diese Mischung trinken Sie
über den Tag verteilt in einem Tee aus Weidenrinde und
Brennesselblättern. Sportliche Betätigung, bei der die
Gelenke nur wenig durch das Körpergewicht belastet
werden, wie Radfahren oder Schwimmen, regen zudem
die Bildung der »Gelenkschmiere« an.

Asthma bronchiale

Als Asthma bezeichnet man eine anfallsartig auftretende
Atemwegsverengung, bei der insbesondere die Ausat-
mung stark behindert ist. Derartige Anfälle gehen mit
massiven Hustenattacken einher und können mitunter
lebensbedrohlich sein. Auslöser der Erkrankung sind
meist Reize aus der Atemluft. Mit zunehmender Umwelt-
verschmutzung tritt die Erkrankung häufiger auf. Im
Berufsleben können oft Glas-, Metall- oder Steinstaub,
aber auch giftige Dämpfe und Sprays aus der chemischen
Industrie die Auslöser für Asthma sein. Verschiedene
Allergene wie Schimmelpilze, Tierhaare, Hausstaub, diverse Nahrungsmittel oder verräucherte Luft können
Asthma genauso verursachen wie starke psychische Belastungen. Insbesondere bei Kindern geht der erste Anfall
bisweilen mit Infekten der Atemwege, Grippe, Masern
oder Keuchhusten einher. Zur Stärkung der körperli-

chen Abwehrkräfte wird schon bei den geringsten Anzeichen die Einnahme von täglich dreimal einem Teelöffel Aloe-vera-Saft mit jeweils 4 Tropfen Grapefruitkernextrakt empfohlen. Bestens bewährt haben sich zudem eine hochdosierte Enzymtherapie, klassische Homöopathie und Akupunktur. Unersetzliche Dienste liefert in solchen Fällen auch die Atemtherapie, die neben speziellen Massagetechniken eine Hilfe zur Selbsthilfe für den Patienten bietet. Dabei erlernt der Patient gezielt Atemtechniken, mit denen er sich das Ausatmen erleichtern und entspannen kann. Der meist äußerst fest sitzende zähe Schleim läßt sich leichter abhusten, wenn Sie täglich drei Tassen Tee aus Königskerze, Spitzwegerich und Huflattich trinken und zudem den Brustbereich jeden Abend mit einer Zubereitung aus einem Eßlöffel Aloevera-Gel sowie je einem Tropfen Eukalyptus- und Cajeputöl einmassieren.

Bindehautentzündung

Eine Augenbindehautentzündung ist zwar äußert unangenehm, zumeist jedoch harmlos. Rötung, Schwellung, Juckreiz und Brennschmerz sowie die Absonderung wäßrigen bis eitrigen Sekrets sind häufig die Folgen von Zugluft, intensiver Sonneneinstrahlung, Allergien oder Aufenthalt in staubiger und verräucherter Umgebung. Seltener sind Fremdkörper, Verletzungen oder Infektionen die Ursache. In der Regel hilft bereits das bloße Auswaschen der Augen mit klarem Wasser, dem etwas

Aloe-vera-Extrakt zugegeben wurde. Für diese Augenspülung können Sie eine Augenbadewanne aus der Apotheke verwenden. Warme Auflagen aus Aloe-vera-Saft, Fencheltee und Augentrosttee lindern rasch Entzündung und Beschwerden. Alle drei genannten Naturheilmittel können auch innerlich eingenommen werden, um den Heilungsprozeß zusätzlich zu beschleunigen.

Blasenentzündung (Zystitis)

Die Schleimhaut der Harnblase entzündet sich vor allem, wenn Bakterien, Viren oder Darmkeime von außen durch die Harnröhre in die Blase geraten, seltener aufgrund chemischer (Intimsprays) oder mechanischer Einwirkung (Katheter). Auch von den oberen Harnwegen und den Nieren kann sich eine Entzündung nach unten zur Blase fortleiten. Grundsätzlich sind Frauen wesentlich häufiger als Männer betroffen, da sie eine bedeutend kürzere Harnröhre haben und sich aufgrund ungenügender Bekleidung leichter unterkühlen. Dadurch wird der Abwehrmechanismus der Schleimhaut beeinträchtigt und Erreger können sich leichter festsetzen. Die Hauptsymptome einer Blasenentzündung sind Brennen beim Wasserlassen, permanenter Harndrang, unwillkürlicher Harnabgang und Krämpfe im Unterleib. Manchmal ist das Krankheitsgeschehen von akutem Fieber begleitet, das aber nach etwa zehn Tagen wieder abklingen sollte. Es ist besonders wichtig, den Beckenbereich und den Rücken mit Wärmflaschen oder Angoragürtel möglichst warm zu halten und viel zu trinken, damit die Harnwege ständig gut durchgespült werden können. Aufgrund ihrer entzündungshemmenden und antiseptischen Eigenschaften bietet sich Aloe vera als Heilmittel aus der Natur für die innere und äußere Anwendung an: Trinken Sie täglich vier bis fünf große Tassen Indischen Blasen- und Nierentee mit jeweils einem Teelöffel Aloe-vera-Saft, 10 Tropfen Echinacea-tinktur und fünf Tropfen Propolisextrakt. Auch als Zu-satz zu täglichen Sitzbädern eignet sich die Aloe vera hervorragend. Dazu werden drei Eßlöffel frischer Aloe-saft auf zirka fünf Liter möglichst warmes Wasser gege-ben. Das Sitzbad sollte 15 Minuten dauern. Würzen Sie Ihre Speisen mit Meerrettich, Knoblauch und Brunnen-kresse, denn auch diese Heilpflanzen befreien die Harn-wege ausgezeichnet von Krankheitserregern.

Bluthochdruck

Da der Blutdruck normalerweise in weiten Grenzen schwankt, darf die Diagnose eines zu hohen Werts erst nach mehreren Messungen an verschiedenen Tagen ge-stellt werden. Häufig entsteht er ohne erkennbare orga-nische Ursachen. Hormonelle Störungen, Nierener-krankungen und Stauungserscheinungen im Herz-Kreis-lauf-System sind bekannte Auslöser. Durch lang andau-ernde Druckbelastung können praktisch alle Organe bleibende Defekte zurückbehalten. Besonders gefähr-lich und manchmal lebenbedrohend ist zu hoher Blutdruck für Herz und Gehirn. Befindet sich die Krankheit im Anfangsstadium, so kann sich das Druckverhalten durch die regelmäßige Einnahme von dreimal täglich einem Eßlöffel Aloe-vera-Saft in einer großen Tasse Herz-Kreislauf-Tee nach einiger Zeit wieder normalisieren. Wesentliche Bestandteile solcher Teemischungen sind zum Beispiel Weißdorn, Mistel, Besenginster oder Melisse. Danach sollte man versuchen, eine weitere Verengung der Blutgefäße in jedem Fall aufzuhalten. Das bedeutet, Risikofaktoren wie Nikotin, hochprozentigen Alkohol und tierische Fette zu meiden sowie Übergewicht abzubauen. Hilfreich sind auch bestimmte Atem- und Entspannungstechniken. Eine einfache Entspannungsübung ist, beim Spazierengehen auf den Atemrhythmus zu achten: Atmen Sie auf drei Schritte ein und auf vier Schritte wieder aus.

Blutreinigung

Schon seit Jahrhunderten ist es in allen Kulturen üblich, ein- bis zweimal jährlich Blutreinigungs- und Entschlackungskuren durchzuführen. Insbesondere im Frühjahr, wenn die ersten warmen Sonnenstrahlen in Mensch und Natur die Säfte wecken, fällt es nicht schwer, den Organismus auf vitamin- und basenreiche Rohkost oder auf eine reine Trinkkur umzustellen. Lästige Pölsterchen und Schlackenstoffe, die sich während der kalten Jahreszeit in Blut und Gewebe angesammelt haben, lassen sich damit wieder loswerden. Aloe sollte bei keiner

Frühjahrskur fehlen, egal ob Sie vollkommen auf feste
Nahrung verzichten oder ob Sie nur eine bestimmte Diät
einhalten möchten. Trinken Sie in täglichem Wechsel
Brennessel-, Löwenzahn- und Birkenblätterfrischsaft mit
je zwei Teelöffeln Aloe-vera-Saft vermischt. Zwischendurch können Sie Ihren Durst mit viel dünnen Kräutertees aus Brennessel, Melisse, Brombeerblättern, Linden-
blüten, Malve oder Fenchel löschen. Matetee dämpft
zudem das Hungergefühl und stilles Mineralwasser mit
etwas Obstessig mobilisiert den Kreislauf. Die rechte
Wirkung zeigt eine solche Kur natürlich erst in Verbindung mit einem täglichen Fitneßprogramm sowie ausrei-
chender Haut- und Körperpflege, weil der Körper un-
brauchbare Schadstoffe auch über Atemluft und Haut-
poren wieder abzugeben versucht. Gehen Sie zweimal
wöchentlich in die Sauna und bürsten Sie Ihren Körper
anschließend mit einer trockenen Massagebürste ausgie-
big von unten nach oben. Dadurch wird das Unterhaut-
bindegewebe bestens durchblutet sowie Stoffwechsel
und Kreislauf angeregt.

Bluterguß

Durch Prellungen und andere stumpfe Verletzungen
kommt es zum Blutaustritt aus den Gefäßen in Weichtei-
len und Zwischengewebsräumen. Dabei bleibt Blutfarb-
stoff in kristallartiger Form im Gewebe liegen und bildet
die bekannten »blauen Flecken«. Um die Auflösung
solcher unschöner und oft stark schmerzender Blut-

ergüsse zu beschleunigen, können warme Umschläge mit Aloe-vera-Saft und einigen Tropfen Arnikatinktur sehr hilfreich sein.

Bronchitis

Bei der Entzündung der Bronchialschleimhaut werden akute und chronische Formen unterschieden. Das akute Krankheitsbild zeigt sich vor allem im Verlauf einer Erkältung oder anderer meist viral bedingter Infektionskrankheiten. Ursachen der chronischen Form sind häufig schwere Lungen- oder Herzerkrankungen, vielfach aber auch langjähriges Zigarettenrauchen oder Einatmen verschmutzter Luft. In allen Fällen geht die Erkrankung mit mehr oder minder starkem Husten, Auswurf, Brustschmerz, leichtem Fieber und in extremen Fällen mit Atemnot einher. Oft ist gleichzeitig die Schleimhaut der Luftröhre entzündlich verändert, was die Symptomatik weiter verschlimmert. Um Infektionskrankheiten vorzubeugen, sollte man insbesondere sein Immunsystem stärken, wozu die regelmäßige Einnahme von Aloe vera bestens geeignet ist: Trinken Sie 100 Milliliter Aloe-vera-Saft mit 50 Millilitern Weizengrassaft und 15 Tropfen Echinaceatinktur über zwei bis drei Wochen lang täglich auf drei Portionen aufgeteilt. Im akuten Krankheitsfall nehmen Sie mehrmals täglich einen Eßlöffel voll Aloe-vera-Saft oder 5 Milliliter Aloe-vera- Frischzellenextrakt mit drei Tropfen Grapefruitkernextrakt ein. Um den Heilungsprozeß zu unterstützen, trinken Sie viel warmen

Tee, zubereitet aus je einem Teelöffel feingemahlenem Anis-, Fenchel- sowie Schwarzkümmelsamen, Spitzwegerich, Thymian und Schlüsselblume. Alle Zutaten werden mit einem Liter kochendem Wasser übergossen. Der Aufguß sollte zehn Minuten lang ziehen. Besonders wohltuend sind auch Einreibungen von Brust und Rücken mit Aloe-vera-Gel, dem tropfenweise Kampfer-, Eukalyptus- und Thymianöl zugefügt wird. Die Aloe vera bewirkt eine schnelle Resorption der Wirkstoffe dieser Öle. Die Inhaltsstoffe der ätherischen Öle helfen, festsitzende Sekrete zu lösen und die Schleimhaut zu beruhigen. Schmerzlindernd und die Bronchien erweiternd, wirken außerdem Inhalationen über heißem Wasser, in dem Wirkstoffe aus Kamille oder Schwarzkümmel gelöst sind.

Cellulite

Viele Frauen leiden an den sichtbaren Unebenheiten des Unterhautfettgewebes. Orangenhaut – Cellulite –, tritt vornehmlich an Gesäß, Oberschenkeln und Oberarmen auf. Gründe für diese Erschlaffung des Bindegewebes sind vor allem Bewegungsarmut, ungesunde und übermäßige Ernährung sowie Umstellungen im Hormonhaushalt. Cellulite sollte stets längere Zeit gleichzeitig von innen und außen therapiert werden. Zum täglichen Auftragen auf die Haut eignet sich eine Mischung aus 50 Millilitern Aloe-vera-Gel, dem Sie 5 Tropfen Orangenöl und 5 Tropfen Rosmarinöl untermischen. Für eine

Trinkkur mixen Sie sich pro Tag je 50 Milliliter Aloe-, Weizengras- und Ananassaft und 5 Milliliter Papayaextrakt. Dieser Cocktail soll, in jeweils drei Portionen, auf den Tag verteilt getrunken werden. Neben der Umstellung auf gesunde Ernährung sollte das überschüssige Fett durch ausreichende körperliche Bewegung verbrannt werden. Auch Massagen und Wechselduschen fördern die Straffung und Entschlackung des Bindegewebes. Die von Cellulite betroffenen Körperstellen sollten anschließend mit einer harten trockenen Bürste in kleinen kreisenden Bewegungen bearbeitet werden. Bedenken Sie, daß Sie beim Bürsten jeweils herzfern beginnen müssen.

Cholesterin

Aufgrund ihrer blutfettsenkenden Wirkung hilft die Wüstenpflanze Aloe auch bei erhöhtem Cholesterinspiegel. Cholesterin ist grundsätzlich ein wichtiger Baustein und Transportstoff unseres Organismus, eine wesentliche Grundsubstanz aller Zellwände und vieler Hormone. Es wird vor allem in Leber und Darm gebildet, verstärkt bei besonders fett- und kohlenhydratreiche Nahrung. Ein zu hoher Cholesterinwert begünstigt auf Dauer gefährliche Stoffwechsel- und Gefäßerkrankungen. Bei regelmäßiger Einnahme von dreimal täglich einem Teelöffel Aloe-vera-Saft oder zehn Tropfen Aloe-vera-Frischzellenextrakt wird sich der Cholesterinwert in der Regel wieder normalisieren. Ein Glas Ananassaft täglich, hilft zusätzlich das Blutfett zu verstoffwechseln. Mit Bittermitteln wie Löwenzahn, Enziantinktur, Artischockensaft oder einer speziellen Teemischung aus Schafgarbe, Schöllkraut und Pfefferminze, läßt sich zudem der Gallefluß und damit der Stoffwechsel anregen. Ernähren Sie sich besonders gesundheitsbewußt mit einem möglichst geringen Anteil an tierischen Fetten. Verwenden Sie statt dessen kaltgepreßte pflanzliche Öle, vorwiegend Olivenöl. Auch Knoblauch darf keinesfalls in Ihrer Küche fehlen. Er besitzt nämlich die Fähigkeit, sowohl erhöhte Blutfett- als auch Blutdruckwerte zu senken.

Darmbeschwerden

An dieser Stelle sollen nur einige harmlose, aber unangenehme Darmbeschwerden wie akute Blähungen, Durchfall und Verstopfung angesprochen werden. Bis zu einem gewissen Maß sind Gasabgänge aus dem Darm notwendig und gesund. Werden sie als störend empfunden, so kann die Einnahme von Aloe-vera-Saft – dreimal täglich ein Teelöffel voll in einem Tee aus Fenchel, Kümmel und Koriander –, rasche Abhilfe schaffen. Bei starken Blähungen helfen außerdem bittere Tinkturen aus Chinarinde oder Wermutkraut. Durchfall läßt sich vor allem mit Hilfe homöopathisch aufbereiteter Aloe vera behandeln. Lassen Sie sich von einem erfahrenen Homöopathen beraten. Unterstützt wird die Behandlung durch die Einnahme feiner Heilerde und basischer Mineralmischungen. Ihr Apotheker kann Ihnen hierzu Vorschläge geeigneter Präparate machen. Flohsamen vermag zusätzlich nebenwirkungsfrei Giftstoffe aus dem Darminneren aufzunehmen und mit dem Stuhlgang nach außen zu befördern. Wichtig ist es, den Flüssigkeitsverlust durch viel stilles Mineralwasser und Kräutertee auszugleichen. Sehr gut geeignet ist eine Teemischung aus gleichen Teilen Fenchelsamen, Johanniskraut, Schafgarbe und Pfefferminze. Dauern die Beschwerden über eine Woche an, suchen Sie einen Arzt auf, um eine Infektionskrankheit auszuschließen.

Diabetes mellitus

Die Zuckerkrankheit stellt eine der am häufigsten vorkommenden hormonellen Störungen dar. Sie umfaßt verschiedene Formen krankhaft veränderter Verstoffwechselung des Blutzuckers. Verursacht wird die Erkrankung durch einen Mangel an Insulin, einem Hormon der Bauchspeicheldrüse. Zu Beginn der Krankheit treten neben der Erhöhung des Blutzuckerwerts Symptome wie großer Durst, große Harnmengen, Gewichtsabnahme trotz guten Appetits, Mattigkeit oder Hautfunktionsstörungen auf. Später stellen sich schwere Gefäß- und Nervenerkrankungen ein. Diabetes ist eine ernst zu nehmende Krankheit, die ärztlicher Behandlung bedarf. Aloe vera zusätzlich und regelmäßig eingenommen, kann den Blutzucker allerdings so weit senken, daß die verordnete Insulinmenge in vielen Fällen reduziert werden kann. Eine ähnliche Wirkung wird im übrigen auch dem Öl des ägyptischen Schwarzkümmels zugeschrieben. In Ihrer Apotheke können Sie sich zusätzlich einen Tee aus je 20 Gramm Bohnenschalen, Petersilienwurzel, Benediktenkraut und Süßholzwurzel mischen lassen.

Ekzeme

Entzündungen der oberen Hautschichten, welche stark jucken, rot anlaufen, nässen, Bläschen und Krusten aufweisen und ohne Narbenbildung wieder abheilen, nennt man Ekzeme. Diese Erkrankung tritt flächenartig und meist in Schüben auf. Wird unsere Haut längere Zeit schutzlos dem Kontakt von scharfen Putz- und Waschmitteln, Alkalien oder Mineralölen ausgesetzt, so wird ihr Abwehrmechanismus geschwächt und die Bildung von Ekzemen begünstigt. Allein zu häufiges Waschen mit Seife kann den Säureschutzmantel der Haut nachhaltig stören und damit das Eindringen allergieauslösender Stoffe oder körperfremder Bakterien ermöglichen. Mit Aloe-vera-Gel haben Sie ein ideales Heilmittel für die äußerliche Behandlung zur Hand. Es wirkt entzündungshemmend, desinfizierend und hautregenerierend. All das können die bekannten Kortisonpräparate, die zur Behandlung von Ekzemen eingesetzt werden, nicht leisten. Die wohltuende Wirkung der Aloe kann zudem unterstützt werden durch Eichenrinden- und Schwarzkümmelöl, die zu gleichen Teilen dem Aloe-vera-Gel beigefügt werden. Reinigen Sie Ihre Haut mit seifenfreien Waschlotionen oder warmem Wasser, dem Sie pro

Schüssel einen Eßlöffel Aloe-vera-Saft, zwei Tropfen Zedernöl und einen Spritzer reinen Apfelessig zugeben. Unterstützt wird die Regeneration Ihrer Haut durch die Einnahme von dreimal täglich einem Teelöffel Aloe-vera-Saft, kombiniert mit einem Zinkpräparat. Auch eine Ozontherapie bei einem naturheilkundlich arbeitenden Therapeuten sorgt für eine Verbesserung der Hautirritationen.

Erschöpfungszustände

Nachdem die Aloe vera erwiesenermaßen vitalisierend auf den Gesamtorganismus einwirkt, vermag sie auch in Phasen, in denen Ihre körperliche und geistige Leistungsfähigkeit erschöpft zu sein scheinen, noch Reserven zu mobilisieren. Grundsätzlich sollte man jedoch die eigenen Kapazitätsgrenzen respektieren und sich wohlverdiente Ruhepausen gönnen, bevor Alarmsignale des Körpers diese zwingend notwendig machen. Häufigste Ursache sind übrigens neben psychischer Überlastung eine verstärkte Anhäufung von Stoffwechselendprodukten, die aus dem Organismus ausgeschieden werden müssen. Mit folgender Trinkkur werden sich ermüdete Zellen rasch wieder regenerieren: Mischen Sie sich täglich jeweils 50 Milliliter Aloe-vera-Saft, Weizengrassaft und frisch gepreßten Orangensaft, worin ein Teelöffel Guaranapulver aufgelöst wird. Grüner Tee hilft ebenfalls, die Ausscheidung zu fördern, und gilt als ein ausgezeichneter Muntermacher.

Fußpilz

Fadenpilze sind die häufigsten Erreger von Infektionen der Zehenzwischenräume, die später auch auf Fußsohle, Fußrücken und Nägel übergreifen können. Ihre Entstehung wird gefördert durch das Tragen von luftundurchlässigen Strümpfen und Schuhen. Im feucht-heißen Milieu gedeihen Fußpilze nämlich am besten. Auch die Anwendung antibakterieller, aggressiver Seifen fördert die Ansiedelung der Pilze, da dadurch die natürliche Hautflora verdrängt wird.

Deshalb ist es wichtig, die Füße stets trocken zu halten und so oft wie möglich offenes Schuhwerk zu tragen oder barfuß zu laufen. Wirksam bekämpfen läßt sich die ansteckende und hartnäckige Hauterkrankung mittels täglicher Fußbäder, denen Sie jeweils zwei Eßlöffel Aloevera-Saft und zehn Tropfen Propolistinktur zufügen. Zur Förderung der Durchblutung sollten die Füße nach dem Bad kalt geduscht werden. Dadurch wird die Haut auch widerstandsfähiger gegen Pilze und körperfremde Bakterien. Damit die Zehenzwischenräume nach einem Bad ganz trocken werden, können Sie den Fußballer-Trick anwenden: Die Zehenzwischenräume einfach trocken fönen. Mittels Algenpulver läßt sich der Aloe-vera-Saft auch zu einem hervorragenden Fußgel verarbeiten, dessen Wirkung durch die Zugabe von Teebaumöl und Grapefruitkernextrakt zusätzlich gesteigert wird. Die Füße werde damit täglich mehrmals einmassiert. Dieses Anti-Pilz-Gel können Sie übrigens auch bei Pilzbefall an anderen Hautstellen verwenden.

Gallenblasenerkrankungen

Mit der Gallenflüssigkeit, dem Sekret der Leber, werden viele körpereigene und -fremde Substanzen ausgeschieden. Um ihren gezielten Abfluß in den Dünndarm gewährleisten zu können, wird die Galle auf ihrem Weg dorthin in der mit Schleimhaut ausgefüllten Gallenblase gesammelt. Häufige Gallenblasenleiden sind Reizungen sowie akute und chronische Entzündungen, ausgelöst durch infektiöse Darmerkrankungen, Bakterien oder Steinbildung. Sie äußern sich durch Unverträglichkeit fetter Speisen, Schmerzen im rechten Oberbauch, Übelkeit und Fieber. Eine fachärztliche Behandlung wird durch die Einnahme von Aloe-vera-Saft ausgezeichnet unterstützt. Trinken Sie mehmals täglich einen Tee, der aus je einem Teelöffel Löwenzahnwurzel, Schöllkraut, Pfefferminze und Mariendistelsamen auf einen halben Liter kochendes Wasser bereitet wird und in den Sie einen Eßlöffel Aloe-vera-Saft unterrühren. Empfohlen werden außerdem Weizengras- und Artischockensaft oder die Mikroalge Spirulina oder Reurella, welche ebenfalls die Gallentätigkeit anregt. Versuchen Sie im Akutfall möglichst auf Fette, vor allem tierischer Herkunft, und gebratene sowie frittierte Speisen zu verzichten. Am besten wäre es, einige Fastentage einzulegen, während derer die angegebenen Mittel aber weiter eingenommen werden sollten.

Magenschleimhautentzündung (Gastritis)

Eine typische Erkrankung unserer Zeit ist die Entzündung der Magenschleimhaut. Fast jeder hat zumindest mit ihren akuten Symptomen schon Bekanntschaft gemacht: Völlegefühl und saures Aufstoßen nach jeder Mahlzeit sowie brennende Magenschmerzen. Schuld sind zum Großteil falsche Eßgewohnheiten, wie hastiges Schlingen zu heißer oder zu kalter Speisen. Der Magen muß sich dadurch mit noch völlig unzerkleinerten Nahrungsbestandteilen auseinandersetzen und sich auf fremdartige Temperaturen einstellen. Häufig muten wir ihm auch zu scharfe, zu stark geröstete oder ätzende Substanzen zu, wie Kaffee, hochprozentigen Alkohol, Nikotin oder vielerlei Medikamente. Magenempfindliche Menschen reagieren auch auf in sich »hineingefressenen« Ärger und andere psychische Belastungen mit einer Gastritis. Wird die Symptomatik heftiger, so haben sich eventuell bereits Magengeschwüre gebildet, ausgelöst durch das Bakterium Helicobacter pylori. Neben der Umstellung auf eine magenschonende Ernährung lassen sich die genannten Symptome mit Hilfe der Aloe vera erheblich lindern: Ein Teelöffel Aloe-vera-Saft zusammen mit einer zerdrückten Banane in ungesüßten Naturjoghurt eingerührt ergibt eine wunderbare Vorspeise zu jeder Mahlzeit. Halten Sie für zwischendurch feingemahlene Heilerde bereit (Heilerde ultra), die ebenfalls teelöffelweise mit körperwarmem Magentee eingenommen wird. Eine solche Teemischung sollte folgende Pflanzenbestandteile enthalten: Anis, Gänsefingerkraut, Kalmuswurzel, Johanniskraut und Kamillenblüten. Auch schwarzer Tee, in Maßen genossen, dient manchmal der Heilung.

Gicht (Arthritis urica)

Bei der Arthritis urica oder Gicht kommt es aufgrund eines erhöhten Harnsäurespiegels im Blut zur Ablagerung harnsaurer Salze an verschiedenen Körperstellen (Gichtknötchen), vor allem in den Gelenken und deren Umgebung. Die Hauptursachen für das Ansteigen der Werte sind oft Enzymstörungen, vielfach aber auch falsche Ernährungsgewohnheiten. Ein akuter Gichtanfall beginnt meist nachts mit heftigen Schmerzen eines Gelenks, vorwiegend am großen Zeh. Das betroffene Gelenk ist zudem hochrot, stark geschwollen und äußerst druckempfindlich. Massieren Sie am besten sofort Aloevera-Gel leicht ein oder geben einen Umschlag aus kaltem Speisequark, dem Sie einen Eßlöffel Aloe-vera-Saft beimischen, auf die betroffene Stelle. Neben der regelmäßigen äußeren Anwendung bringt eine Trinkkur aus dem Saft der Wüstenpflanze, zumindest im akuten Stadium, meist raschen Erfolg, da Enzym- und Immunsystem dadurch mobilisiert werden. Für Ihre täglich Ration mischen Sie jeweils 100 Milliliter frischen Saft aus Aloe vera, Brennesseln und Weizengras, dem einige Tropfen Grapefruitkernextrakt zugegeben werden. Zur Unterstützung können Sie allmorgendlich ein Glas basisches Kartoffelwasser zu sich nehmen. Dafür müssen Sie einfach eine rohe Kartoffel schälen, würfeln, in ein Glas kaltes Wasser geben und über Nacht stehen lassen. Das Kartoffelwasser muß jeden Abend frisch zubereitet werden. In chronischen Fällen stellt sich eine deutliche Besserung, allerdings frühestens nach zwei Monaten regelmäßiger naturheilkundlicher Anwendungen, ein. Schützen Sie Ihren Organismus daher langfristig vor weiterer Übersäuerung durch ausreichend körperliche Bewegung und bewußte Ernährung. Meiden Sie weitgehend tierische Eiweiße, Kaffee, Kakao, Süßigkeiten, fette oder gebratene Speisen sowie Backwaren aus weißem Auszugsmehl. Empfehlenswert sind basenreiche vegetarische Lebensmittel, frische Salate, Obst, Gemüse und Vollkornprodukte, Basensuppen aus gekochten Kartoffeln und Gemüse. Auch Gerichte aus Hirse, Buchweizen oder Quinoa bereichern Ihren Speiseplan auf eine gesunde Art und Weise. Die Mikroalge Spirulina oder Reurella liefert Ihnen zudem hochwertiges Pflanzeneiweiß mit allen essentiellen Aminosäuren. Sie können dreimal täglich zwei Tabletten oder einen Teelöffel Mikroalgenpulver vor den Mahlzeiten einnehmen.

Hämorrhoiden

Unter Hämorrhoiden versteht man knotenförmige Erweiterungen der um den Afterschließmuskel gelegenen Venengeflechte. Ist der Blutrückfluß ins Körperinnere durch Stauungen behindert, so bilden sich solche stark juckenden, schmerzhaften und blutenden Gebilde wulstförmig im unteren Darmabschnitt oder um den After herum aus. Häufige Ursachen sind Bewegungsmangel, Verstopfung, Schwangerschaft sowie Herzerkankungen. Vor der operativen Entfernung oder Verödung der Knoten sollte erst eine Linderung der Beschwerden mit naturheilkundlichen Methoden versucht werden: Am wichtigsten ist es, zuerst für einen weichen, milden Stuhlgang zu sorgen. Meiden Sie daher scharf gewürzte Speisen und essen Sie viel saftiges Obst, Gemüse und Suppen, vor allem aber trinken Sie viel! Ein Eßlöffel Aloe-vera-Saft morgens nüchtern genommen regelt die Verdauung und wirkt der Entzündung in optimaler Weise entgegen. Betupfen Sie die Knoten mit Aloe-vera-Gel, dem Hamamelis- und Roßkastanienextrakt untergemischt wurde, oder bereiten Sie sich lauwarme Sitzbäder unter Zugabe der gleichen Komponenten. Bei inneren Hämorrhoiden helfen Zäpfchen, die man aus Aloe-vera-Gel und flüssigem Bienenwachs zu gleichen Teilen selbst herstellen kann.

Herpes

Durch Infektion mit dem Herpes-simplex-Virus bilden sich auf Haut- und Schleimhautübergängen an Mund, Nase und im Genitalbereich kleine Bläschen aus, die meist stark jucken, schmerzen und nässen. In schlimmen Fällen kommt es zu eitrigen Entzündungen, die anschließend Narben hinterlassen können. Aufgrund ihrer antiseptischen und hautregenerierenden Eigenschaften

162

hilft Aloe in Form von Gel, wenn es auf die betroffenen Stellen aufgetragen wird, meist sofort. Zur äußerlichen Anwendung läßt sich Aloe-vera-Saft vermischt mit Teebaumöl und Propolisextrakt hervorragend für Auflagen auf größere befallene Stellen verwenden. Aloe vera innerlich angewendet stärkt zudem das Abwehrsystem des Organismus. Er ist widerstandfähiger gegenüber Krankheitserregern, und auch der im Körper verbleibende Herpes-simplex-Virus kann immer seltener Symptome verursachen.

Insektenstiche

Wollen Sie im Sommer nicht von Mücken gestochen werden, so reiben Sie Ihren Körper mit Aloe-vera-Körpermilch, der ein paar Tropfen Teebaumöl zugefügt wird, ein. Beide Substanzen können stechende Insekten nicht »riechen« und halten sie fern. Vorhandene Stiche können direkt mit Aloe-vera-Gel betupft werden. Lästiger Juckreiz wird dadurch gelindert und Schwellungen und Entzündungen bilden sich rasch wieder zurück. Diese Anwendung können Sie nach Bedarf öfters wiederholen.

Krampfadern

Bei Krampfadern handelt es sich, ähnlich wie bei Hämorrhoiden, um erweiterte, blutgefüllte Venen, die vor allem an den Beinen deutlich sichtbar sind. Verursacht werden sie durch Bindegewebsschwäche, Venenentzündungen und defekte Venenklappen. Auslöser bilden meist Blutstauungen aufgrund stehender Tätigkeit, Übergewicht oder Schwangerschaft. Abgesehen von einem unschönen Anblick stellen Krampfadern eine Gefahr von Thrombosen und Embolien dar. Da in dem sie umgebenden Gewebe außerdem der Zu- und Abfluß von Blut nur ungenügend von statten geht, kommt es in schweren Fällen zu den sogenannten »offenen Beinen«: Es bilden sich geschwürartige, schlecht heilende Wunden. Bereits bei den ersten Anzeichen erweiterter Gefäße und schmerzender Stellen am Bein sollten Sie täglich Umschläge mit Aloe-vera-Gel, dem zu gleichen Teilen eine Mischung aus Extrakten von Honigklee und Roßkastanie zugegeben wird, machen. Nehmen Sie zudem dreimal täglich einen Teelöffel Aloe-vera-Saft vor den Mahlzeiten ein und trinken Sie einen Tee, der zu gleichen Teilen aus Hamamelis, Roßkastanie, Weinraute und Honigklee besteht. Kräftigen Sie Ihre Gefäß- und Beinmuskulatur durch regelmäßiges Wechselduschen oder Wassertreten in warmem und kaltem Wasser, wobei stets mit warm zu beginnen und mit kalt aufzuhören ist. Massieren Sie Ihre Beine leicht von unten nach oben und streichen Sie die erweiterten Gefäße dabei sanft aus. Gehen Sie viel spazieren und legen Sie Ihre Beine anschließend hoch. Das sorgt für einen verbesserten Blutrückfluß zum Herzen und stärkt den Kreislauf. Auch eine leichte Erhöhung des Fußendes Ihrer Matratze ist aus diesem Grund ratsam.

Mandelentzündung (Tonsillitis)

Wer kennt sie nicht, vor allem aus der Kindheit, die Entzündung der Gaumenmandeln sowie des gesamten lymphatischen Gewebes im Rachen? Meist ist die Mandelentzündung bakteriell bedingt, sie tritt aber auch in Verbindung mit Virusinfekten auf. Die Symptome sind: beidseitige Halsschmerzen besonders beim Schlucken, Rötung und Schwellung der Mandeln, die auch häufig Eiterbeläge aufweisen. Oftmals hat der Betroffene einige Tage lang Fieber, und die Halsschmerzen erschweren ihm das Sprechen.

Bei solchen Beschwerden wird die heilende Wüstenpflanze als Gurgelmittel eingesetzt. Dafür nehmen Sie drei bis vier Teelöffel Aloe-vera-Saft auf ein Glas warmes Wasser und gurgeln mehrmals am Tag mit dieser Lösung. Um die Wirksamkeit zu erhöhen, können Sie dem Wasser außerdem je fünf Tropfen Salbeiöl, Thymianöl oder Propolistinktur hinzufügen. Auch warmer Salbeitee ist als Gurgelmittel sehr hilfreich. In besonders akuten Fällen sollten Sie unbedingt Bettruhe einhalten, viel trinken und sich die Hals- und Lymphdrüsen von außen leicht mit einer speziellen pflanzlichen Lymphsalbe massieren und danach gut warmhalten.

Grundsätzlich ist es bei allen chronischen Entzündungen wichtig, das Immunsystem des Organismus zu stärken. Deshalb sollten Sie in diesem Fall Aloe vera auch innerlich anwenden: Verrühren Sie zehn Milliliter Aloe-vera-Saft mit dem gleichen Anteil wäßriger Propolislösung, und nehmen Sie diese Mischung über den Tag

verteilt ein. Auch Homöopathie oder Eigenbluttherapie
können helfen.

Menstruationsbeschwerden und Prämenstruelles Syndrom

An den Tagen vor und zu Beginn der Regel leiden viele
Frauen unter charakteristischen körperlichen und psychischen Veränderungen, die mit Eintreten der Blutung
wieder verschwinden und deren Ursachen, abgesehen
von hormonellen Störungen, weitestgehend ungeklärt
sind. Häufige Symptome sind schmerzhafte Schwellungen der Brust, Kopf- und Rückenschmerzen sowie
Krämpfe im Unterleib. Viele Frauen sind in dieser Zeit
depressiv gestimmt und von Panik- und Angstzuständen
geplagt. Bei derartigen Beschwerden, wie auch bei verzö-
gertem Einsetzen der Menstruation, vermag die Aloe
vera Abhilfe zu schaffen, indem sie unter anderem die
Kontraktion der Gebärmutter anregt. (Achtung: Aus diesem Grund sollte Aloe vera nicht innerlich während der
Schwangerschaft eingenommen werden!) Zum Lindern
der Beschwerden können Sie dreimal täglich einen Teelöffel Aloe-vera-Saft einnehmen. Zum Auftragen auf
Stirn, Brust und Bauch bereiten Sie sich ein Gel, das
auch die Stimmungsschwankungen erträglich macht: In
20 Milliliter Aloe-vera-Gel werden tropfenweise reine
ätherische Öle aus Orange, Rose und Sandelholz eingerührt. Diese Mischung sollten Sie vor allem abends anwenden. Halten Sie Rücken und Bauch zusätzlich mit

Wärmflaschen warm und trinken Sie einen Heilkräuter-
tee aus einem Eßlöffel Frauenmantel, einem Teelöffel
Schafgarbe auf einen halben Liter kochendes Wasser.
Diese Teemischung können Sie nach Belieben mit Honig
süßen. Versuchen Sie in dieser Zeit psychische und körperliche Belastungen zu umgehen und gönnen Sie sich
Ruhe und Entspannung.

Nagelbettentzündung

Die Entzündung und schmerzhafte Schwellung des
Nagelwalls wird zumeist durch kleine Verletzungen, in
die Eitererreger eindringen, hervorgerufen. Zusätzliche
Besiedelung mit Hautpilzen können die Entzündung
chronisch werden lassen. Aufgrund der antiseptischen
Wirkung der Aloe vera bildet sich die Entzündung bei
häufigem Auftragen des Gels rasch zurück. Fügen Sie
dem Aloe-vera-Gel einige Tropfen Teebaumöl hinzu und
tragen Sie diese Mischung auf die verletzte Stelle am
Nagelbett auf. Dann sollten Sie den betreffenden Finger
durch einem Verband schützen. Vermeiden Sie jetzt Arbeiten, bei denen Sie mit Feuchtigkeit in Berührung
kommen könnten, um den Heilungsprozeß wirkungsvoll
zu unterstützen.

Neurodermitis (Atopische Dermatitis)

Neurodermitis ist eine chronisch entzündliche Hauterkrankung, die meist durch eine angeborene allergische Veranlagung hervorgerufen wird. Viele Menschen,
die an Neurodermitis leiden, haben gleichzeitig Pol-
lenallergien oder Bronchialasthma. Schon im Säuglings-
salter kann hartnäckiger Milchschorf auf Wangen und
Kopfhaut ein erstes Anzeichen für die Erkrankung sein.
Erst ab dem zweiten Lebensjahr werden die Gelenkbeu-
gen der Extremitäten befallen, und mit Eintritt ins Er-
wachsenenalter breitet sich die Krankheit auf Gesicht,
Hals, Nacken und Rumpf aus. Die Haut erscheint dabei
trocken, schuppig und glanzlos. Aufgrund des unstillba-
ren Juckreizes wird die Haut vom Patienten stets wieder
blutig aufgekratzt, wodurch sich zusätzliche Krusten bilden können. Vor allem Kinder und Jugendliche leiden
sehr unter den sichtbaren Hautirritationen, was seelische und körperliche Zuwendung besonders notwendig
macht. Linderung der typischen Symptomatik bringt
bereits das Einreiben der befallenen Hautpartien mit
purem Aloe-vera-Saft oder -Gel. Versetzen Sie 20 Milliliter
Saft oder Gel mit je 5 Millilitern Zypressen-, Schafgarben-
und Schwarzkümmelöl. So erhalten Sie einen hervorragenden Balsam für die erkrankte Haut. Neben einer
Umstellung auf eine gesunde Ernährung, die zur Hälfte
aus Rohkost bestehen sollte und bei der Süßigkeiten
verboten sind, hilft Aloe zusätzlich innerlich genommen:
Nehmen Sie täglich 50 Milliliter Aloe-vera-Saft in Kombination mit ebensoviel Weizengrassaft und je zehn Trop-

fen Propolis- und Grapefruitkernextrakt ein. Diese Mixtur regt den Zellstoffwechsel an und stärkt das Immunsystem.

Schuppenflechte (Psoriasis)

Psoriasis zählt heutzutage zu den häufigsten Hauterkrankungen: Etwa 2 Prozent der Bevölkerung Europas leidet unter dieser Beschwerde, der oft Stoffwechselstörungen, psychische Ursachen, vor allem aber erbliche Faktoren zugrunde liegen. Insbesondere Ellbogen, Knie, Kreuzbeingegend, Nagelfalz und behaarte Kopfhaut sind dabei mit scharf begrenzten silberweißen Schuppen bedeckt. Da die Herde zuweilen auch jucken, verstärkt der Patient die Symptomatik zusätzlich durch Kratzen. Eine langfristige Behandlung mit purem Aloe-vera-Saft, der regelmäßig auf die erkrankten Stellen aufgetragen werden muß, bringt häufig Erfolg. Ebenso können Sie es mit folgender Mischung versuchen: Verrühren Sie zu gleichen Mengen Aloe-Frischzellenextrakt mit Weihrauchextrakt in erwärmtem Olivenöl. Die übermäßige Verhornung der Haut wird dadurch aufgehalten und das Wachstum neuer, gesunder Hautzellen gefördert. Um die Zellatmung zu verbessern, können Sie Aloe-vera-Saft auch trinken. Zusätzlich sollten Sie, ebenfalls über einen Zeitraum von zwei bis drei Monaten hinweg, ein flüssiges Frischhefepräparat sowie das Spurenelement Zink täglich einnehmen.

Sonnenbrand und Verbrennungen

Setzen wir unsere Haut zu lange schutzlos den ultravioletten Strahlen der Sonne aus, so zeigt sie alle Symptome einer Verbrennung: Rötung, Schwellung, Bläschen, nässende Blasen und später Schuppung, die oftmals von unangenehmem Juckreiz begleitet werden kann. Das Gel der Aloepflanze dringt tief in das geschädigte Hautgewebe ein und lindert den brennenden Schmerz. Es wirkt entzündungshemmend und beugt einer mangelnden Durchblutung des Gewebes vor, welche stets nach Verbrennungen auftritt. Streichen Sie die betroffenen Hautbezirke daher mehrmals täglich mit Aloe-vera-Gel ein. Umschläge mit Aloe-vera-Saft, dem einige Tropfen Lavendelöl zugesetzt werden, sind ebenso hilfreich wie das Betupfen der Haut mit reinem Obstessig. Auch bei Verbrennungen anderer Art hilft diese Behandlung. Die Haut regeneriert sich schnell, und es bleiben keinerlei Narben zurück.

Verstopfung

Menschen, die beruflich eine sitzende Tätigkeit ausüben oder psychischen Belastungen ausgesetzt sind, leiden häufig an Darmträgheit und Verstopfung. Hauptursachen sind allerdings Störungen im Bereich der Verdauungsenzyme und allen voran eine ballaststoff- und enzymarme Ernährung. Neben der Ernährungsumstellung in Verbindung mit möglichst hoher Flüssigkeitszufuhr sowie ausreichend körperlicher Bewegung stellt Aloe vera ein seit der Antike bekanntes, natürliches Abführmittel dar, wenn ihr Saft Aloin enthält. Kombiniert mit Faulbaumrinde und Sennesblättern sollte sie in keinem Abführtee fehlen. Durch diese Teemischung werden die Verdauungsenzyme wieder aktiviert und selbst alte verhärtete Nahrungsreste aus den Darmnischen gelöst. Bereiten Sie den Tee anfangs nicht zu stark, damit durch die angeregten Darmbewegungen keine Schmerzen ausgelöst werden. Aloe-vera-Saft mit Aloin, zwei Eßlöffel vor dem Schlafengehen eingenommen, bringt meist auch guten Erfolg. Bleiben noch Klistier und hoher Einlauf zu erwähnen, für den zum Beispiel warmer Kamillentee mit Aloe-vera-Saft vermischt verwendet wird. Dauern die Darmbeschwerden über längere Zeit hinweg an, können sie auf ernste Erkrankungen deuten und sollten in jedem Fall ärztlich untersucht werden. Wichtig ist dabei auch die Untersuchung des Darms auf Pilzbefall. Ist das Ergebnis positiv, so muß der Darm gründlich gereinigt und eine spezielle Diät, bei der auch Aloe vera eine große Rolle spielt, eingehalten werden. Weiterem Pilzwachstum wird dadurch Einhalt geboten.

Wunden und Verletzungen

Ihre hervorragende Wirkung als klassische »Erste-Hilfe-Pflanze« hat Aloe vera gerade bei oberflächlichen Schürfwunden und Schnittverletzungen bereits vielfach bewiesen. Wird Aloe-vera-Saft sofort auf die gesäuberte

Wunde aufgetragen, so beschleunigt das die Abheilung immens: Die Wunde schließt sich rascher und die Regeneration der verletzten Haut setzt alsbald ein. Eine verschmutzte Wunde sollte vor der Behandlung mit lauwarmem Wasser, in dem Wirkstoffe aus Ringelblume und Spitzwegerich gelöst sind, vorsichtig gereinigt werden, damit die Aloe vera keine Keime in tiefere Hautschichten befördert. Wird das umgebende Gewebe zudem etwas massiert, so erschwert die angeregte Blutung Erregern das Eindringen. Die letzten herausquellenden Blutstropfen nicht abwischen, damit sich ein schützender Schorf bilden kann, der wiederum nicht durch Pflaster und Verbände vor dem heilenden Sonnenlicht und der Luft abgeschirmt werden sollte.

Zahnschmerzen

Nicht immer müssen Defekte an Zähnen die Ursache für Zahnschmerzen sein. Hinter anfallartigen Schmerzen gesunder Zähne können beispielsweise Nervenentzündungen oder schlechte Durchblutung stecken. Das Zahnfleisch wird an der schmerzenden Stelle mehrmals täglich mit Aloe-vera-Saft, dem einige Tropfen Nelkenöl beigemischt werden können, eingepinselt. Ganze Gewürznelken, die Sie neben dem betreffenden Zahn deponieren, lindern ebenfalls die Schmerzen. Homöopathische Mittel wie Chamomilla C 30 wirken auch schmerzstillend und beruhigend auf die Nerven, wenn Sie alle halbe Stunde fünf Globuli einnehmen. Auch durch die Stimulation bestimmter Akupunkturpunkte kann so mancher Schmerz rasch und dauerhaft verschwinden, wenn kein kranker Zahn die Ursache ist. In jedem Fall sollten Sie einen Zahnarzt aufsuchen.

Nachwort

Mit diesem Buch hoffe ich, Ihnen liebe Leserinnen und Leser, einen kleinen Überblick darüber verschafft zu haben, welche Heilkräfte in der unscheinbaren Wüstenpflanze Aloe vera stecken und welchen Erkrankungen mit dieser Naturarznei wirkungsvoll und vollkommen nebenwirkungsfrei begegnet werden kann.

Ich hoffe, Sie dazu eingeladen zu haben, selbst mit dem Saft und dem Gel der Aloe vera zu experimentieren und Ihnen auch viele Anregungen zum Selbermachen Ihrer individuellen Kosmetik gegeben zu haben. Aber auch diejenigen unter Ihnen, die keine Zeit und Muße für die eigene Kosmetikherstellung haben, können von dem reichhaltigen Angebot der Biokosmetik profitieren: Mittlerweile gibt es in den Bioläden Aloe-vera-Kosmetik von den Firmen Logona, Lavera, Primavera life und Sante.

Bedingt durch die große Nachfrage ist der Anbau von Aloe vera in riesigen Plantagen bereits zu einem beträchtlichen Industriezweig in vielen Ländern der Erde angewachsen. Erwähnenswert ist an dieser Stelle noch die eigene Plantage der Firma Pharmos Naturkosmetik & Heilmittel. Aufgrund der positiven Erfahrungen in der Anwendung von Aloe vera bei Verbrennungen dritten Grades widmet sich die Firmeninhaberin, Margot Esser, der Forschung, dem Anbau und der Weiterverwertung der Heilpflanze Aloe vera. So werden die von ihr verwendeten Aloepflanzen im tropischen Regenwald von Mexiko von 35 Maya-Familien in alter Maya-Tradition und in Mischkulturen herangezogen. Dadurch brauchen keine Dünge- und Schädlingsbekämpfungsmittel sowie Unkrautbekämpfungsmittel eingesetzt zu werden.

Wir werden in Zukunft noch viel über die Aloe vera hören. Die weltweiten medizinischen Forschungsprojekte stehen erst am Anfang. Ich bin mir sicher, daß noch viele überraschende weitere Heilungsansätze mit dem bitter schmeckenden Pflanzensaft gefunden werden können. In einigen Jahren werden wir vielleicht Aloe-vera-Tropfen als Sonnenschutz in unsere Augen träufeln. In Amerika laufen bereits Studien darüber, wie man Aloe-vera-Gel als »flüssige Sonnenbrille« nutzen könnte. Lassen wir uns überraschen!

Herstellerverzeichnis

Bergland-Pharma
87751 Memmingen
Tel. 0 83 35-98 21 01
(Aloe-vera-Kosmetik)

Body Shop
Filialen in allen großen Städten in der BRD
(Aloe-vera-Gel und Aloe-vera-Lotion)

Anton Hübner GmbH & Co.
Postfach 49
79236 Ehrenkirchen
Tel. 0 76 63-90 92 03
(Aloe-vera-Kosmetik, auch in allen Reformhäusern erhältlich)

Imopharm
68519 Viernheim
Tel. 0 62 04-16 36
(Aloe-vera-Kosmetik, Aloe-vera-Trinkkur-Ampullen)

Lalique
Ernährungsberatung Erich Fischer
Von-Vollmar-Str. 31
83714 Miesbach
Tel. 0 80 25-46 77
(Aloe-vera-Kosmetik)

Pharmos Naturkosmetik und Heilmittel GmbH
Heckenrainerstr. 14
82449 Uffing am Staffelsee
Tel. 0 88 46-93 21 u. 93 22
(Aloe-vera-Pflegeprodukte und Pflanzensaft)

Pura Vita
Hildegard Schmid
Ölbergweg 12
82205 Gilching
Tel. 0 81 05-2 39 54
(Aloe-vera-Gel, Aloesaft und Kosmetik aus Aloe vera. Topfpflanzen sowie ganze frische Blätter nach telefonischer Vorbestellung)

Schützen-Apotheke
Schützenstr. 5
80335 München
Tel. 0 89-55 76 61
(Aloe-vera-Gel, -Saft, Tee)

Werner & Winkler Naturheilmittel GmbH
Reichenäcker 7
97877 Wertheim
Tel. 0 93 42-96 11 96
(Aloe-vera-Saft, Aloe-vera-Gel)

»Living Products« (Aloe-vera-Kosmetik und -Nahrungsergänzung) bei:

Ashok K. Banerjee
Hohlbäumle 30
77704 Oberkirch
Tel. 0 78 05-91 01 74

Reiner Philipp
Lange Str. 63
74638 Waldenburg
Tel. 079 49-8 58

Literatur

Beringer, Alice: Aloe vera. Die Königin der Heilpflanzen. München 1997.
Dehin, Robert: Gesund und schön mit Aloe vera. Kreuzlingen1997.
Meintrup, Marc: Natürlich behandeln mit Aloe vera. München 1997.